LA
GUÍA DE
Buena Salud™
SOBRE LA
DIABETES
Y TU
VIDA

LA
GUÍA DE
Buena Salud™
SOBRE LA
DIABETES
Y TU VIDA

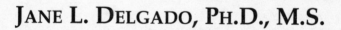

JANE L. DELGADO, PH.D., M.S.

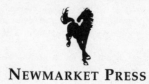

Prólogo por Larry Hausner
Director Ejecutivo
Asociación de Diabetes de Estados Unidos
(American Diabetes Association)

NEWMARKET PRESS

Este libro fue publicado en los Estados Unidos de Norteamérica.

Primera edición

ISBN: 978-1-55704-941-4 (English-language paperback)
1 2 3 4 5 6 7 8 9 10

ISBN: 978-1-55704-942-1 (Spanish-language paperback)
1 2 3 4 5 6 7 8 9 10

Library of Congress Cataloging-in-Publication Data

Delgado, Jane L.
  La guia de buena salud™ sobre la diabetes y tu vida / Jane L. Delgado ; foreword
by Larry Hausner.
     p. cm.
  Includes index.
  Published simultaneously in English under the title: Buena salud™ guide to diabetes and
your life.
  ISBN 978-1-55704-941-4
  1. Diabetes--Popular works. 2. Hispanic Americans--Health and
hygiene--Popular works. I. Title.
  RC660.4.D45 2011
  362.196'462008968073--dc22
                              2010041618

COMPRAS AL POR MAYOR
Ciertas empresas, grupos profesionales, clubes y otras organizaciones pueden recibir consideraciones especiales si desean adquirir este libro en cantidad. Para mayor información comuníquese por correo electrónico con sales@newmarketpress.com o escriba a Special Sales Department, Newmarket Press, 18 East 48th Street, New York, NY 10017; o llame al (212) 832-3575 ext. 19 ó 1-800-669-3903; FAX (212) 832-3629.

Web site: www.newmarketpress.com

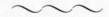

⁓Índice

La serie de Buena Salud™

La misión de la Alianza Nacional para la Salud de los Hispanos (National Alliance for Hispanic Health o la Alianza) es mejorar la salud en las comunidades hispanas y trabajar con otros para resguardar la salud de todos. Éste ha sido un gran desafío, porque aunque una de cada seis personas en Estados Unidos es hispana, con demasiada frecuencia, la investigación, el análisis y las recomendaciones no están relacionados con la vida de los hispanos. Apenas comenzó a surgir información sobre la salud hispana, quedó claro que, a fin de lograr mejores resultados médicos para todos, necesitábamos una estrategia diferente para el cuidado de la salud en nuestras comunidades. Además de proporcionar la mejor información sobre la salud, debemos crear una nueva manera de pensar sobre la salud que combine los aspectos positivos de la comunidad hispana con los más recientes avances médicos y tecnológicos.

La serie Buena Salud™ tiene como propósito lograr ese objetivo. Cada libro identifica datos clave que definen una inquietud sobre la salud, los cambios que cada uno de nosotros debemos hacer por nuestro propio bien y el de nuestra familia, la información más actualizada para llevar una vida más sana y las herramientas que necesitamos para hacerlo posible.

El desafío es elegir entre la avalancha diaria de información relacionada con la salud y reconocer que solos no podemos hacer muchos de los cambios necesarios para mejorar nuestra salud. Nuestro concepto de familia y responsabilidad familiar es uno de los aspectos más positivos de nuestra comunidad, y es clave para mejorar el sistema de salud. Sin embargo, para hacerlo, todos debemos trabajar juntos. Debemos ayudarnos unos a los otros para volvernos lo más sanos posible, ya sea se trate de un tío, un hermano o una comadre. Esta serie es para ti porque hay mucho que puedes hacer para mejorar tu propia salud y la salud de otros.

Nos encontramos en un momento decisivo en que podemos mejorar nuestra vida. La promesa de las ciencias está ante nosotros, y debemos usar cada fragmento de información para cuidar de nuestro cuerpo, mente y espíritu. Por medio de la serie Buena Salud™, queremos ser tu compañero para lograrlo.

∿ Prólogo

¡Basta! Con esa palabra, la Dra. Jane Delgado, promotora de la salud y presidenta y directora ejecutiva de la Alianza Nacional para la Salud de los Hispanos (National Alliance for Hispanic Health), hizo un llamado para que todos le pongamos fin a la diabetes. En *La guía de buena salud™ sobre la diabetes y tu vida,* una obra repleta de información, la Dra. Delgado deja en claro que, "deberíamos estar diciendo… ¡basta con la diabetes!". Como lo haría una buena amiga en la conversación de sobremesa, nos ofrece consejos y conocimientos afectuosamente.

Por supuesto que con la Dra. Delgado como tu mejor amiga, también recibes la perspectiva de uno de los principales expertos en salud del país. En un lenguaje y tono claro, este libro analiza los más recientes conocimientos científicos sobre la diabetes. Nos recuerda que la diabetes de tipo 2 no siempre es hereditaria y que los cambios de estilo de vida no sólo pueden prevenir o ayudarnos a controlar la diabetes, sino que también hacen que nosotros y nuestras familias llevemos una vida más saludable.

Este libro es muy personal para la Dra. Delgado, pues comparte con nosotros el caso de su madre, sus mejores amigos y otros familiares. La sensación de estar en familia se percibe en toda *La guía de buena salud™ sobre la diabetes y tu vida.* Y es ver-

9

dad: todos somos parte de una familia que hace un esfuerzo conjunto para lograr una salud mejor.

¿Quieres estar mejor preparado la próxima vez que vayas a ver a tu proveedor de servicios de salud? La Dra. Delgado te sugiere preguntas que puedes hacer sobre las pruebas, diagnóstico, medicamentos y control de la diabetes. ¿Quieres tener un mejor control de la diabetes? *La guía de buena salud*™ *sobre la diabetes y tu vida* tiene herramientas para mantenerte al tanto de tus datos, citas médicas y medicamentos. ¿Quieres llevar una vida más sana? La Dra. Delgado tiene un Programa de 10 puntos para una vida más saludable y una guía para la alimentación sana en la que el placer es un componente clave. ¡No hay nada como un plan de salud que se centra en el placer!

Espero que compartas con tus familiares y amigos *La guía de buena salud*™ *sobre la diabetes y tu vida*. Si tú o un ser querido tiene diabetes, o quiere reducir sus probabilidades de tenerla, la Dra. Delgado les ofrece la información e inspiración necesaria para decir: ¡Basta con la diabetes!

—LARRY HAUSNER
DIRECTOR EJECUTIVO
ASOCIACIÓN DE DIABETES DE ESTADOS UNIDOS
(AMERICAN DIABETES ASSOCIATION)

LA
GUÍA DE
Buena Salud
SOBRE LA
DIABETES
Y TU
VIDA

Introducción

> Sé mucho sobre la diabetes; tengo muchos parientes con diabetes. Al parecer, nos da a todos. Ya sé que a mí también me va a dar. Es cuestión de tiempo. —María

Lo bueno sobre la diabetes es que los hispanos de todas las edades se han enterado de que es un importante problema de salud en nuestra comunidad. El problema es que la información sobre cuán común es la diabetes en la comunidad hispana ha sido tan preponderante y negativa que ha contribuido al fatalismo que caracteriza a nuestra cultura. Nos quedamos con la idea de que es inevitable que nos dé diabetes. De cierta manera, lo que sabemos sobre nuestros antecedentes familiares y genética les ha dado la idea equivocada a hispanos de ambos sexos, que creen que están irremediablemente destinados a tener diabetes.

Lo que deberíamos estar diciendo es ¡basta con la diabetes!, porque aunque es posible que varios miembros de nuestra familia hayan recibido un diagnóstico de diabetes, no existe un solo gen que causa la diabetes. Está claro que, en la mayoría de los casos, la diabetes no está predeterminada por factores genéticos; es un trastorno que surge debido a las decisiones que tomamos sobre cómo llevar nuestra vida.

La diabetes no es una sola enfermedad. Es el nombre que se le da a varias enfermedades distintas que tienen un tema común. La diabetes es la forma en que el cuerpo comunica que algo anda mal.

Como resultado de esos problemas, tenemos un exceso de glucosa (azúcar) en la sangre, y el cuerpo necesita que hagamos cambios de estilo de vida para que gocemos de buena salud. Cuando nos enteramos de que tenemos diabetes, es una señal clara de que nuestro cuerpo necesita ayuda para funcionar debidamente.

En este libro quiero compartir contigo las maneras en que tu vida será mejor y más fácil. Este libro es para ti si tú o un ser querido tiene diabetes, o si estás tratando de hacer lo posible para reducir las probabilidades de que algún día te dé diabetes. El objetivo de este libro, en vez de simplemente brindarte información, es darte un nuevo punto de partida en la vida. Quiero ayudarte a que desarrolles una actitud mental que te haga sentir que dominas y controlas tu cuerpo. El objetivo no es buscar la perfección en todo lo que haces, sino entender que tus actos te pueden ayudar a evitar la diabetes o algunos de los problemas que surgen cuando no la controlas.

La primera parte de este libro se centra en ayudarte a desarrollar una nueva forma de pensar sobre lo que es la diabetes. También ofrece un nuevo entendimiento de lo que implica que la diabetes esté muy relacionada con otros trastornos, como la depresión y enfermedades del corazón. El Programa de 10 puntos es un plan transformador para evitar o controlar la diabetes. La segunda parte ofrece los hechos sobre las principales enfermedades y los términos que se usan comúnmente al hablar sobre la diabetes. Describe lo que sucede cuando te está dando diabetes o ya la tienes, y lo que puedes hacer al respecto. La tercera parte te da las herramientas para el control de tu salud y recursos para que siempre tengas la más reciente información sobre esta seria enfermedad.

Nuestros conocimientos sobre la diabetes han cambiado mucho. Aunque recordemos el tratamiento que nuestros familiares recibían para la diabetes en el pasado, las nuevas opciones de medicamentos, dispositivos médicos y actuales pruebas de diagnóstico han cambiado el carácter de la enfermedad. Nosotros también hemos cambiado. Como consumidores de servicios de salud, debemos hacer un mayor esfuerzo por tomar la iniciativa cuando se trata de nuestra atención médica. Por medio de nuestros esfuerzos, ganas y dedicación a mejorar nuestra vida, podremos decir: ¡Basta con la diabetes!

Primera parte

LAS MUCHAS FACETAS DE LA DIABETES

¿Quiénes tienen diabetes?

CAPÍTULO

1

Miré a Jeff y vi a un hombre delgado con una gran sonrisa y sentido del humor, a pesar de que acababa de enterarse de que tenía diabetes. ¡No puede ser! Hace ejercicio y siempre se mantiene en el peso ideal. Últimamente tenía sed todo el tiempo y a veces tenía que comer postre. ¿La diabetes es así? No es lo que esperaba. Él no es gordo. —Lucy

Cuando Guillermo me dijo que tenía diabetes, lo miré incrédula. No tenía ninguno de los síntomas típicos que cualquiera de los dos habríamos reconocido. El diagnóstico parecía haber surgido de la nada. A ambos nos sorprendió mucho. Ahora teníamos que cambiar todo en nuestra vida: qué, cómo y cuándo comíamos. También sabíamos que teníamos que comenzar a tomar en serio la actividad física. Guillermo buscó información en Internet. Mientras que él quería saberlo todo, yo sólo quería saber por qué nos había pasado a nosotros. —Alicia

La diabetes melitosa o diabetes está presente en todas las comunidades de Estados Unidos. Aunque la información con la que contamos se limita a sólo algunos grupos de hispanos, muestra claramente que los hispanos tienen un índice más alto de diabetes que las personas blancas no hispanas. Específicamente, los puertorriqueños tienen la tasa de diabetes más alta, seguidos por los estadounidenses de origen mexicano y cubano.

No hay una manera simple de explicar lo que está sucediendo con la diabetes en la comunidad hispana. En los años ochenta y noventa, la poca información que había sobre los hispanos y la diabetes se basaba en datos sobre méxico-estadounidenses e información sobre los indígenas Pima en Arizona. Había una noción generalizada de que, ya que los indígenas Pima tenían una tasa alta de diabetes, el alto índice entre los estadounidenses de origen mexicano se debía al número de ellos que también tenía sangre indígena. Esta hipótesis se descartó cuando obtuvimos datos sobre los puertorriqueños, ya que éstos tienen una tasa incluso más alta de diabetes, y un número muy reducido de ellos tiene sangre indígena.

Lo que confundió a los investigadores incluso más fue que, al parecer, las mujeres de origen mexicano que viven en Estados Unidos tienen una tasa más alta de diabetes que las mujeres blancas no hispanas en Estados Unidos y las mujeres que viven en México. Por lo tanto, la explicación sobre lo que sea que está produciendo un índice más alto de diabetes no radica simplemente en el país de origen ni en factores genéticos.

Lo que nos hemos enterado en la última década es que la información genética nos dice mucho menos de lo esperado. Nos enteramos de que tenemos menos genes de lo que creíamos (solamente 21,000) y que no es posible explicar a quiénes les da diabetes en base a ellos.

Sin embargo, sí podemos tener la certeza de que está comenzando a surgir una imagen más completa sobre los hispanos y la diabetes. No lo sabemos todo, pero sí sabemos que la información sobre la diabetes y los hispanos debe presentarse dentro de un marco que tenga más sentido. Podemos comenzar a ampliar nuestros conocimientos sobre la diabetes y usarlos para tener un impacto positivo en nuestra vida y salud.

Más que glucosa

Odiaba ir al médico y que me dijera que tenía que perder peso. Siempre había sido gorda y no me gustaba que me dijeran que tenía que adelgazar. Cuando la doctora me dijo que tenía principios de diabetes y estaba a punto de tener diabetes, me dio pánico. Comencé a hacer ejercicio y a cuidarme mucho con la comida. No quería tomar medicamentos y temía tener que inyectarme. Cuando volví al consultorio, fue un alivio que me dijeran que ya no tenía principios de diabetes. Todo mi esfuerzo había producido resultados. —Elena

Nos encantan el azúcar y los dulces. Se nos hace agua la boca y rebosamos de alegría cuando vemos nuestro dulce preferido. A muchos de nosotros nos da un gusto enorme que el chocolate sea bueno para el corazón y el ánimo. Sin embargo, en el caso de algunos de nosotros, el cuerpo ya no puede procesar el azúcar tan bien como antes y debemos pensar en los dulces y carbohidratos de una manera diferente, pues nos encontramos entre las millones de personas que tienen diabetes. Si se incluye a la gente con prediabetes, el número de personas en Estados Unidos con diabetes aumenta vertiginosamente hasta llegar a una de cada cinco personas, ó 57 millones.

La respuesta a la pregunta, "¿Qué es la diabetes?" es muy compleja. La diabetes no es una sola enfermedad, sino muchas. Lo que tienen en común es que el sistema endocrino no funciona bien. A continuación encontrarás información básica que debes tener en cuenta.

Las células del cuerpo necesitan glucosa (un tipo de azúcar) para realizar su labor. El sistema endocrino produce insulina, que permite que las células usen la glucosa en la sangre. La insulina es una hormona producida por células especiales (células beta) en el páncreas. Cuando las células no pueden usar la glucosa, la persona acumula demasiada glucosa en la sangre. Esto puede ocurrir por dos motivos: (1) no está produciendo suficiente insulina ó (2) incluso si hay insulina abundante, algo está interfiriendo con su capacidad de realizar su labor. Como resultado, la persona con diabetes tiene un nivel demasiado alto de glucosa en la sangre. Éste es un factor importante en el diagnóstico de diabetes. La diabetes es más que simplemente tener un nivel de glucosa demasiado alto. La diabetes es una descripción de lo que está sucediendo en el cuerpo. Aún no se sabe qué desencadena la diabetes.

Aunque sabemos que los tipos diferentes de diabetes tienen causas diferentes, también sabemos que, con la excepción de la prediabetes y la diabetes que les da a algunas embarazadas (diabetes gestacional), una vez que nos da diabetes, la tenemos el resto de la vida. No se cura.

LA DIABETES Y LA VIDA: NO ES UNA CRISIS

CUANDO NOSOTROS, NUESTROS AMIGOS O FAMILIARES RECIBIMOS UN DIAGnóstico de diabetes, puede parecernos una crisis. Pero no es una crisis; es algo que podemos y logramos manejar.

Ten en cuenta que una crisis es una situación a corto plazo y que, si tienes diabetes, lo más probable es que la tengas el resto de la vida. Recibir un diagnóstico de diabetes significa que debes tener en cuenta otro factor cuando haces planes. Debes aprender a incorporar nuevas conductas en tu vida cotidiana y lo que tienes que hacer para vivir con la diabetes. La mejor estrategia para hacerle frente a la diabetes se centra en el bienestar. Los pasos para controlar la diabetes también son buenos para tu salud en general.

Una de las primeras cosas que tenemos que hacer es cambiar la opinión distorsionada de lo que significa tener diabetes. Con demasiada frecuencia, pensamos en el tratamiento de la diabetes del pasado y nos asustamos. Nuestros temores de ceguera, amputaciones o insuficiencia renal determinan nuestra percepción de lo que significa tener diabetes. Y en vez de motivarnos a cambiar, el temor hace que nos quedemos paralizados, no aceptemos la realidad, la ignoremos o sintamos ansiedad. Y ninguna de estas respuestas es buena. Entonces, en vez de tomar medidas para controlar la diabetes, usamos la técnica del avestruz y esperamos que la situación desaparezca. Ésta no es una estrategia beneficiosa. Para manejar la diabetes necesitamos tomar medidas para mejorar la salud.

A fin de superar toda esta negatividad, debemos saber que tenemos el control de nuestro cuerpo y enfermedad. Tener este nivel de control significa que debemos estar conscientes de todo lo que podemos hacer, toda la nueva investigación sobre el tratamiento de la diabetes y los sistemas de apoyo que están disponibles. Al hacer todo lo posible en estos aspectos, aumentamos las probabilidades de tener una vida larga, sin complicaciones relacionadas con la diabetes que puedan comprometer nuestra calidad de vida.

Nuestros actos nos ayudan a reducir con anticipación el impacto de tener diabetes. Al aprender a hacerles frente a los altibajos de nuestra vida con diabetes, tenemos mayor capacidad de movilizar recursos personales y crear sistemas activos de apoyo. Esto es crucial, pues vemos lo estrechamente vinculada que está la diabetes a otros trastornos preocupantes.

Factores de riesgo

3

¿CUÁLES SON LOS FACTORES DE RIESGO?

Aunque en la segunda parte se incluyen los factores de riesgo para cada tipo de diabetes, primero debemos comprender qué significa cuando se identifica un factor de riesgo. Es como un ingrediente. Simplemente porque conoces los ingredientes no sabes que puedes reproducir el platillo fabuloso que comiste anoche en el restaurante. Es necesario saber más sobre cómo se combinaron los ingredientes.

Imagínate que estás en un restaurante y estás a punto de tomar un sorbo de chocolate caliente. Miras el contenido de la taza y hueles los aromas del chocolate y la leche caliente que se mezclan en una fragancia irresistible. Piensas, ¡qué rico! Luego te das cuenta de que tener los mismos ingredientes en la cocina no significa que vas a poder preparar la misma deliciosa bebida. Lo mismo sucede con los factores de riesgo.

También sabes que el chocolate y la leche caliente no siempre van juntos necesariamente. Se pueden combinar con otras cosas también, como por ejemplo chocolate y pastel o leche caliente y cereal. Si consideráramos simplemente estos ingredientes aislados —chocolate, leche caliente, pastel y cereal— estaríamos pasando por alto otros factores que pueden ser importantes para preparar un pastel, el desayuno o una papilla. Por ejemplo, si sólo tuviéramos una plancha, sería difícil preparar una taza de chocolate caliente.

Por eso, cuando identificamos los factores de riesgo o decimos que existe una correlación entre dos cosas cuando se trata de la salud, tenemos que mantener ciertas reservas. Terminamos relacionando hechos que coinciden por diferentes razones. Lo mismo pasa con los factores de riesgo. Sin embargo, a menudo no está claro si causan cierta enfermedad o trastorno. A veces es posible que al eliminar un factor de riesgo igual no cambie el resultado de que te sobrevenga cierta enfermedad.

El hecho de que la prensa está repleta de reportajes de salud sobre los factores de riesgo dificulta aun más saber qué hacer. A menudo se presentan las notas de tal manera que hacen pensar que con cambiar solamente un factor de riesgo puedes evitar que te dé cierta enfermedad. En la mayoría de los casos, quizá ayude a reducir un factor de riesgo, pero generalmente no asegura que no te vaya a dar esa enfermedad. El cuerpo humano no es tan simple.

La tendencia natural es tratar de explicar por qué suceden las cosas, por lo que las relacionamos para tratar de comprender nuestra experiencia y el mundo en base a los conocimientos que tenemos. Un buen ejemplo de esto es el concepto que existía sobre la Tierra.

Durante varios siglos, las personas creyeron que la Tierra era plana, y todas las teorías que surgieron partían de esa noción. Era todo lo que la gente sabía, por lo que cada dato nuevo se usaba para apoyar y explicar el concepto que predominaba. Cuando surgió nueva información, tomó mucho esfuerzo hacer que la gente aceptara que existía una manera diferente de analizar los datos. Fue necesario formular una nueva teoría y fue muy polémico. En un punto de la historia, hasta fue controversial y peligroso decir que la Tierra era redonda.

Existe una situación similar con relación a la obesidad. Aunque es cierto que el sobrepeso es un factor de riesgo para la diabetes, no sabemos la causa. Tampoco conocemos el mecanismo por el cual el sobrepeso está relacionado con la incapacidad de la persona de usar la glucosa en la sangre. La obesidad es un factor para la diabetes, pero posiblemente no sea el principal ni el determinante.

Con más frecuencia de la que nos gusta reconocer, la manera en que relacionamos los factores influye en lo que vemos. Nuestras creencias sobre conexiones terminan distorsionando nuestras percepciones en vez de guiar nuestra conducta con respecto a la mejor manera de proceder. Terminamos dando por sentado que un factor es causa del otro cuando, en realidad, no existe tal relación causal. En otras ocasiones, creemos que si suprimimos una condición, la otra desaparece. Por lo general, el cuerpo funciona de una manera más complicada.

Para tener un mejor entendimiento de la diabetes, debemos considerar algunas de las enfermedades que parecen acompañarla para conocer algunos de los ingredientes que parecen combinarse con la diabetes.

La diabetes y otras enfermedades

4

LA DEPRESIÓN Y LA DIABETES

L
a evidencia es clara sobre la relación entre la depresión y la diabetes en todas las comunidades. Los investigadores han documentado que existe una estrecha conexión o correlación entre la depresión y la diabetes. Nuestros conocimientos sobre los hispanos suscitan aun más inquietud, ya que los hispanos son más propensos a tener diabetes y depresión que las personas blancas no hispanas.

Lo que es mucho más difícil es comprender el por qué de esa relación entre la depresión y la diabetes. En el mejor de los casos, los estudios arrojan indicios de que la depresión y la diabetes están asociadas de cierta manera. El desafío sigue siendo determinar por qué se dan juntas y si cualquiera de las dos enfermedades hace que se presente la otra.

Hay poca evidencia de que la diabetes de tipo 2 haga que sea más probable que tengas depresión. Lo que sí se sabe es que, según estudios recientes, aproximadamente un tercio de los hispanos con diabetes tiene síntomas moderados o severos de depresión. En estos estudios, la depresión se determinó al darles a las personas una prueba en la que describían cómo se sentían. Los hispanos que

31

tenían diabetes y estaban deprimidos también tenían más síntomas y parecían tener mayor dificultad para ceñirse a sus programas de salud. No debe sorprender, entonces, que el resultado fue que tenían más complicaciones relacionadas con la falta de control de la diabetes. Al parecer, mientras más tiempo había transcurrido desde su diagnóstico de diabetes, más síntomas de depresión tenían. Los hispanos con un diagnóstico más reciente de diabetes tenían menos síntomas de depresión.

El vínculo entre la depresión y la diabetes es más claro entre las hispanas que los hispanos. Al parecer, los hombres logran controlar la diabetes más que las mujeres. El respaldo de la familia está intrínsecamente relacionado con menos síntomas de depresión entre las hispanas.

Tomo pastillas, hago ejercicio y trato de cuidarme lo más posible. A veces es difícil hacerlo. —Ricardo

Alejandro había estado muy temperamental y malhumorado con todos. Siempre estaba cansado. Parecía estar siempre tenso y me estaba afectando. Cuando su proveedor de servicios de salud le dijo que tenía diabetes, me chocó y me sentí culpable. ¿Era posible que su humor se debiera a la diabetes? —Lorenzo

Lo que sabemos con certeza es que si tienes diabetes y depresión, a medida que la depresión se vuelve más profunda, tendrás más complicaciones con la diabetes, más discapacidades y probabilidades más altas de morir. Mientras más se deprimen las personas, menos control tienen de la diabetes. Esta conclusión está de acuerdo con nuestro entendimiento sobre las formas en que la depresión pone en peligro a las personas al hacerles más difícil llevar su vida cotidiana.

Lo que no sabemos es cuál es la relación causal; esto es, si algo causa tanto la diabetes como la depresión; si la diabetes causa la depresión, o si la depresión causa la diabetes. Lo que sí sabemos es que la presencia de ambas hace que cada una de ellas sea más difícil de controlar.

LA DIABETES Y EL CORAZÓN

Nunca me enteré de que mamá también tenía diabetes. Todos se centraban tanto en su corazón que nadie se dio cuenta de que su diabetes no estaba controlada. Sólo después me enteré de cuánto la habría ayudado controlar la diabetes.

LAS ENFERMEDADES CARDIOVASCULARES SON LA PRINCIPAL CAUSA DE muerte entre las personas con diabetes de tipo 2. Un estudio importante, titulado Acción para Controlar el Riesgo Cardiovascular de la Diabetes (Action to Control Cardiovascular Risk in Diabetes o ACCORD, por sus siglas en inglés), tuvo como propósito determinar el beneficio de diferentes tipos de intervenciones, incluido el control intensivo de la glicemia (nivel objetivo de A1C de menos de 6%). El estudio incluyó a 10,000 personas con diabetes que se consideraba que tenían un alto riesgo de algún tipo de problema cardiovascular. Se descontinuó la parte del estudio que examinaba los beneficios del control intensivo de la glicemia porque más personas que usaban una estrategia intensiva de tratamiento estaban muriendo que quienes recibían tratamiento menos intensivo.

La relación entre la diabetes y el corazón es muy compleja. Existe una conexión entre el sobrepeso, la diabetes y las enfermedades coronarias. Sin embargo, al analizarse datos sobre la comunidad hispana, fue obvio que algo más estaba sucediendo que exigía modificaciones al modelo para explicar la relación entre estos importantes factores de riesgo.

Aunque los hispanos tienen una tasa más alta de diabetes y tienden a tener más sobrepeso que las personas blancas no hispanas, la tasa de enfermedades coronarias entre los hispanos no es más alta que entre los blancos no hispanos. Por algún motivo, nuestros factores de riesgo de diabetes y sobrepeso no se traducen en una tasa más alta de enfermedades del corazón, como lo pronosticaron modelos existentes. El motivo no es solamente genético, ya que los resultados positivos de salud parecen disminuir mientras más años viven los hispanos en Estados Unidos.

El entendimiento de esta dinámica es tan importante para el entendimiento de las enfermedades coronarias que el National Heart, Lung, and Blood Institute (NHLBI, por sus siglas en inglés) del National Institutes of Health está realizando un estudio a un costo de $67 millones para tratar de aclarar la conexión entre estos factores de riesgo.

Otro factor a considerarse es que cada vez se reconoce más la función de las inflamaciones tanto en las enfermedades del corazón como la diabetes. Se espera que las investigaciones en este nuevo campo ayuden a descifrar los mecanismos por los cuales éstos y otros factores están presentes en el inicio de las enfermedades del corazón y la diabetes.

El estrés y la diabetes

Las condiciones que afectan la liberación de hormonas también tienen un impacto en la diabetes. Entre las mujeres, sentir estrés tiene un impacto inmediato en las hormonas. El mecanismo exacto no está claro, pero todo está relacionado con nuestra manera de lidiar con el estrés. Entre los hombres, la relación entre el estrés y las hormonas posiblemente no sea tan obvia. Indudablemente, los hombres bajo estrés son más propensos que las mujeres a tener una respuesta de luchar o huir. El cuerpo se prepara para una de estas acciones aumentando el nivel de energía y la cantidad de energía que tenemos disponible para luchar o huir.

Aunque hay muchos tipos de estrés, los principales tipos de estrés son el estrés mental y el estrés físico. Cada tipo de estrés tiene un impacto en hormonas clave que entran en juego según el tipo de diabetes que tiene la persona. El estrés físico aumenta el nivel de glucosa de todos. El estrés mental parece aumentar el nivel de glucosa entre las personas con diabetes de tipo 2. Éste no siempre es el caso en personas con diabetes de tipo 1.

Cuando alguien está bajo estrés, se libera más cortisol (una hormona producida por la glándula suprarrenal). Esto aumenta el nivel de glucosa y contrarresta los efectos de la insulina. Además, entre las mujeres, la liberación de cortisol tiene el efecto de aumentar la grasa abdominal. Esto es muy preocupante porque la grasa abdominal es un factor de riesgo de enfermedades coronarias.

Cambios necesarios de vida: El programa de 10 puntos

5

L o que quiero que hagas es que tomes lo que ya sabes, agregues a eso los nuevos conocimientos científicos que he compartido contigo y trates de reconsiderar lo que puedes y estás dispuesto a hacer para llevar una vida más saludable.

Lee las preguntas a continuación y responde cada una de ellas. "Verdadero" quiere decir que la afirmación es cierta por lo menos 95% del tiempo o por lo menos diecinueve de cada veinte veces.

1. Como y bebo pensando en mi salud. □ Verdadero □ Falso
2. Hago ejercicio por lo menos cinco veces por semana. □ Verdadero □ Falso
3. Tomo todos mis medicamentos. □ Verdadero □ Falso
4. Tengo una fuente regular de atención médica. □ Verdadero □ Falso
5. Evito el humo y otras sustancias tóxicas. □ Verdadero □ Falso
6. Duermo lo suficiente. □ Verdadero □ Falso
7. Tengo relaciones sanas. □ Verdadero □ Falso
8. Llevo un diario sobre mi salud. □ Verdadero □ Falso
9. Valoro mi vida espiritual. □ Verdadero □ Falso
10. Sé prestarle atención a lo que me dice el cuerpo. □ Verdadero □ Falso

Ahora examina tus respuestas. Es poco común que alguien conteste "verdadero" o "falso" a todo. Ya que todos estamos esforzándonos por ser más fuertes y sanos, la mayoría de nosotros tiene más respuestas "falso". O sea que cuando decidas qué cambios hacer, comienza por celebrar todos los aspectos a los que has respondido "verdadero" y usa la información en las próximas secciones para afianzar los pasos que ya has dado y quizá descubrir algunos nuevos. Luego considera todas las respuestas "falso" como pautas que te dirán en qué sentido debes ir.

Si tienes diabetes o quieres evitar las complicaciones de la diabetes no controlada, los puntos del 1 al 4 son los aspectos sobre los cuales debes hacer algo. Al leer las secciones a continuación, aprenderás las más recientes técnicas para producir y mantener resultados positivos en todos estos aspectos. Todos sabemos lo que debemos hacer, y las sugerencias y herramientas que se especifican abajo nos ayudarán a preparar el terreno para lo que sabemos que debemos hacer.

Los puntos del 5 al 10 intensifican nuestros actos. Cuando los pones en práctica, mejoras los beneficios de las acciones básicas (1–4) y cuando no, disminuyes la eficacia de tus esfuerzos. Examina los aspectos en los que contestaste "falso". Lee las secciones a continuación y escoge por lo menos una en que respondiste "falso" que te dedicarás a cambiar a "verdadero". Cuando tomes la decisión de seguir los siguientes pasos, comenzarás a volverte más sano.

El programa de 10 puntos para la salud

Hay pasos básicos que debemos tomar para mejorar nuestra salud si queremos evitar que nos dé diabetes o aprender a cuidarnos más cuando nos dicen que tenemos diabetes. Aunque estos pasos parezcan conocidos, verlos desde la perspectiva de la diabetes hace que volvamos a concentrarnos en lo que hacemos.

1 Come y bebe pensando en tu salud

Para los hispanos, la comida está relacionada con la familia, las celebraciones y todo tipo de emociones. A veces comemos no porque tenemos hambre, sino porque la comida está ahí y nos han enseñado a no desperdiciarla. Aunque es posible que eso haya guiado nuestra alimentación durante ciertas etapas de nuestra vida, para ser sanos debemos reconsiderar nuestra manera de hablar sobre los alimentos y los motivos por los cuales comemos. Si tenemos libras de más o de menos, o el peso preciso, comer y beber pensando en la salud hará que tengamos un peso óptimo. Tú sabes si es necesario que bajes de peso. También sabes si debes aumentar de peso. Si tienes el peso ideal, también lo sabes. En otras palabras, todos sabemos cuál es nuestra situación y cuál debe ser.

Sin embargo, para tener un cuerpo sano debemos adoptar una nueva manera de ver las cosas. Una buena manera de comenzar es eliminar la palabra *dieta* de nuestro vocabulario. Las dietas son lo que la gente hace por un tiempo, y en la mayoría de los casos, las dietas terminan por decepcionarnos porque no obtenemos los resultados deseados. Tener un cuerpo sano es un estilo de vida que requiere que tomemos decisiones acertadas activamente.

Si tienes diabetes, sabes que tu cuerpo no maneja bien la glucosa. Esto es un problema porque las células del cuerpo necesitan glucosa y otros nutrientes para un funcionamiento óptimo. Ya que el sistema del cuerpo que se supone que proporcione una fuente estable de glucosa no está funcionando debidamente, debes hacer lo que sea necesario para proporcionarle esa fuente segura y continua de glucosa a tu cuerpo. Por eso debes estar atento a lo que comes y cuándo lo comes. Debes estar al tanto de tu nivel de glucosa y mantenerlo dentro de los límites convenientes. Pensar sobre lo que comes requiere que tengas un entendimiento más profundo sobre la glucosa y los almidones.

Cuando comes o bebes, el cuerpo convierte lo que consumes en glucosa y otros nutrientes. El azúcar es obvia en muchos dulces, jarabes, bebidas gaseosas y productos de repostería. Los alimentos que son considerados almidones o carbohidratos también se convierten en azúcar. La diferencia está en que algunos almidones o carbohidratos se absorben más rápido que otros. A veces no está claro cuáles son los carbohidratos. Por ejemplo, una cerveza de 12 onzas (340g) tiene la misma cantidad de carbohidratos que una rebanada de pan. El alcohol en la cerveza complica la situación aun más.

El desafío es saber qué y cuánto puedes y debes comer y beber. Ya que deseas evitar un aumento repentino de glucosa, debes comer alimentos que se conviertan en glucosa más lentamente. El índice glucémico es muy útil: les da un puntaje del 0 al 100 a los alimentos y las bebidas, en base a la rapidez con la que se convierten en glucosa. Los alimentos que se convierten más lentamente en glucosa tienen un índice glucémico más bajo. El índice glucémico nos dice la rapidez en que se convierte en azúcar lo que comes o bebes. Cuando un elemento tiene un índice glucémico bajo, eso significa que el proceso de conversión de este alimento es lento, y eso es bueno. Cuando los alimentos se convierten en glucosa lentamente, la necesidad de insulina es uniforme. Cuando un alimento tiene un índice glucémico alto, eso significa que los carbohidratos o almidones se convierten en glucosa rápidamente, lo que causa una necesidad rápida de insulina. Los alimentos que se convierten más lentamente no te elevan la glucosa de manera repentina, sino más bien te ayudan a mantener un nivel estable de glucosa.

¿El hecho que tengas diabetes significa que nunca puedes tomar helados o comer pastel de chocolate? Por supuesto que puedes. Simplemente debes planear los gustos que te das teniendo en cuenta las necesidades de tu cuerpo y tu capacidad de usar la glucosa para que tengas un control firme y uniforme.

ÍNDICE GLUCÉMICO DE CIERTOS ALIMENTOS Y BEBIDAS

- Índice glucémico bajo (de 55 ó menos): tomates, frijoles verdes o habichuelas, berenjena, ajo, la mayoría de la fruta fresca, fideos de grano integral, arroz integral, quinua, verduras (no papas), frijoles
- Índice glucémico moderado (56–69): plátanos, melón, fideos blancos bien cocidos
- Índice glucémico alto (70 ó más): cerveza, arroz instantáneo, arroz blanco, pan blanco, fideos, papas al horno, papas fritas

De la prueba ACCORD, la principal lección es que lo mejor es ir lento y seguro. Para mantener estable tu nivel de glucosa, debes pensar sobre tus necesidades de energía del día. Saltarse comidas o comer excesivamente dificulta mantener estable el nivel de glucosa. A algunas personas se les hace útil tener un horario con exactamente cuándo y qué deben comer. La mayoría de las personas tiene días en que pueden controlar menos lo que comen y cuándo, o sea que lo que hace que coman de manera saludable es un horario flexible. Con un plan flexible, debes tener en cuenta que tus comidas serán más pequeñas pues estarás comiendo meriendas durante todo el día. En términos generales, debes planear tres comidas de tamaño moderado o pequeño al día y tres meriendas al día. Quizá eso suene como mucha comida, pero en realidad no lo es cuando te pones a pensar sobre la necesidad de dejar que transcurra cierto tiempo entre tus comidas y bebidas durante el día. Las meriendas son un aspecto importante del plan. Debes pensar con anticipación cuál será tu merienda. No debe ser un batido de chocolate ni una bolsa de papas fritas o un pedazo de pastel.

Abajo hay planes modelo de alimentación con comidas y bocadillos sabrosos que te llenarán, para ayudarte a controlar la diabetes. Se basan en una dieta de aproximadamente 2,000 calorías al día y sirven de guía para adaptar lo que hagas a fin de satisfacer tus objetivos de nutrición.

MODELO 1: SI TE GUSTAN LAS OPCIONES ESPECÍFICAS DE COMIDA

8:00 A.M. Desayuno
1 huevo;
1 tostada, panqueque o tortilla de pan integral;
2 pedazos de panceta canadiense (con bajo contenido de sodio);
1 trozo de mantequilla; y
café

10:00 A.M. Merienda
1 manzana pequeña ó $1/_2$ taza (100ml) de bayas

12:30 P.M. Almuerzo
$1^1/_2$ taza (150ml) de ensalada con tus vegetales preferidos, como verduras y zanahoria, apio, pimiento verde y rabanitos;
$1/_2$ tomate
2 onzas (57g) de queso, embutidos o carne, y
2 cucharadas (30ml) de aliño

3:00 P.M. Merienda   1 plátano

6:00 P.M. Cena
1 taza (200ml) de fideos o arroz integrales, frijoles o batatas;
1 taza (200ml) de alguna verdura; y
3 onzas (85g) de carne, pollo o pescado magro

8:30 P.M. Merienda
15 nueces, castaña de cajú u otro tipo de nuez, sin sal

43

MODELO 2: SI QUIERES SER FLEXIBLE CON TU TIEMPO Y ALIMENTOS

DESAYUNO
Carbohidrato, café, mantequilla o queso

MERIENDA DE MEDIA MAÑANA
Fruta o nueces

ALMUERZO
Ensalada o fideos integrales con verduras

MERIENDA DE LA TARDE
Fruta o nueces

CENA
Vegetal caliente, arroz integral, frijoles y proteína

MERIENDA DE LA NOCHE
Fruta o nueces

MODELO 3: SI QUIERES CONTAR CALORÍAS

8:00 A.M.	DESAYUNO	450 calorías
10:00 A.M.	MERIENDA	150 calorías
12:30 P.M.	ALMUERZO	500 calorías
3:00 P.M.	MERIENDA	100 calorías
6:00 P.M.	CENA	700 calorías
8:30 P.M.	MERIENDA	100 calorías

Debes aprender a comer cada comida para satisfacer las necesidades de tu cuerpo. Si tienes diabetes, debes acordarte de mantener el nivel de glucosa dentro de los siguientes límites:

ANTES DE LAS COMIDAS

70 a 130

1 A 2 HORAS DESPUÉS DEL INICIO DE UNA COMIDA

Menos de 180

Sé que no es necesario que entre en detalles sobre lo que es bueno para ti y lo que debes comer sólo en ocasiones especiales. Hay bastantes estudios que demuestran que las personas saben lo que deben y no deben comer; simplemente no lo hacen. Para ayudarte a poner en práctica lo que sabes, debemos regresar al Programa de 10 puntos. Esta nueva manera de comer se centra en tres principios de la alimentación saludable: placer, porción y proceso.

Placer

Debes disfrutar y pensar en lo que estás comiendo. Eso quiere decir que no debes sentarte a comer sin prestar atención. No debes comer tus alimentos de un bocado. No debes comer simplemente porque el repicar de las campanas de la iglesia cercana te dice que es mediodía. No debes comer simplemente porque te sientes triste o contento. Debes comer porque tienes hambre. Si no tienes hambre, no debes comer. Sin embargo, para mantener el nivel adecuado de glucosa, es posible que debas comer una merienda más tarde.

Cuando tienes hambre y decides comer, debes saborear lo que comes. Por lo general, para que comer sea una experiencia completa, preferentemente, debe compartirse con otros. Esto te motiva a comer lentamente y a no hablar con la boca llena. El punto es prestar atención a lo que comes y su impacto en tu cuerpo.

Cuando la comida entra a la boca, debe satisfacer el paladar. Comemos por el placer que brindan los diferentes sabores y los recuerdos placenteros que los aromas pueden evocar. No se trata de hartarse de comida o comer alimentos que hacen que el cuerpo funcione indebidamente. Debemos pensar sobre la comida de una manera nueva. Un bufet gratis no es un desafío para ver cuánta comida puedes amontonar en un plato, sino más bien una oportunidad de probar diferentes sabores a tu disposición y ver cuáles realmente disfrutas. Come cuando tengas hambre y deja de hacerlo cuando estés lleno.

Porción

Ésta es la parte más difícil de comer saludablemente porque a menudo lo que consideramos una porción resulta ser mucho más. Considera una barra típica de chocolate. Pesa 3.5 onzas ó 100 gramos. Cuando ves la etiqueta de los alimentos en el revés del envase, notas cuántas porciones incluye. Quizá pienses que una barra es una porción, pero la etiqueta dice que es dos porciones y media. Aunque probablemente te sorprenda el número de porciones que se indica en la etiqueta de alimentos, te complacerá saber que la leíste. Quizá signifique que debes comer la golosina durante los próximos dos días y medio si quieres darte un gusto saludable en vez de un gusto excesivo.

La parte más difícil del Programa de 10 puntos con respecto a porciones es ser honesto contigo mismo. Una baraja de cartas estándar (largo, ancho y alto) es aproximadamente del mismo tamaño que 3 onzas (85g) de carne y una taza (200ml) es aproximadamente del tamaño de tu puño. Nuestra porción debe corresponder a nuestro metabolismo. Un atleta o una persona más joven puede comer porciones mayores porque su cuerpo usa la comida más rápidamente que una persona menos activa. Con la edad, se reduce la porción que requerimos.

Proceso

¿Cómo llegó la comida a tu plato? Mientras menos procesada, mejor. Debes leer la etiqueta de los alimentos para saber qué contiene la comida que compras. Quizá pienses que estás comprando jugo de uva, pero la etiqueta dice que el principal ingrediente es jugo de manzana. Comer saludablemente también significa no consumir en exceso alimentos con grasa trans, evitar el sodio y otros conservantes, y en la mayoría de los casos, evitar los alimentos con ingredientes que tienen nombres que no reconoces. Si quieres endulzar tus alimentos, utiliza azúcar sin refinar o agave en vez de azúcar blanca. Existen muchas opciones deliciosas: frijoles, arroz integral, panes y fideos hechos de granos integrales, fruta fresca en vez de jugo o bebidas hechas con jugo, plátanos, verduras frescas o congeladas, carne no procesada, agua en vez de bebidas energéticas, pescado sostenible, nueces y mucho más. El principio es simple: disfruta más de lo menos procesado.

Usa todo lo que te ayude a recordar lo que es saludable: los alimentos con un bajo índice glucémico tienden a ser menos elaborados. Si pensar en términos del índice glucémico parece demasiado complicado, hazlo de una manera simple: come lo que es pardo, verde o colorido, y evita lo que es blanco (arroz blanco, pan blanco, azúcar blanca, sal, grasa, etc.).

Todo esto te ayudará a recordar que el propósito de comer es proporcionarle al cuerpo los nutrientes que necesitas. Lo que comas debe determinarlo el nuevo objetivo de comer pensando en la salud de tu cuerpo. Ésta es una buena estrategia para cualquiera, ya que hará que tanto tú como tu familia sean más sanos. Lo que es bueno para la salud física también es bueno para el estado de ánimo.

Recuerda, si piensas en lo que comes y la manera en que el cuerpo lo usa, podrás tomar mejores decisiones. Otro beneficio es que te sentirás más cómodo cuando realices actividades físicas y mantendrás un nivel óptimo de glucosa.

2 QUE EL EJERCICIO SEA PARTE DE TU VIDA

EL MOVIMIENTO NO ES SÓLO BUENO PARA TU SALUD FÍSICA, SINO también parece tener un impacto positivo en nuestra salud mental. Incluso disipa sentimientos depresivos.

Independientemente de lo bueno que es para ti o cuánta actividad física haces en el trabajo o hiciste cuando eras joven, antes de comenzar a hacer ejercicio o cambiar tu nivel de actividad física, debes conversarlo con tu proveedor de servicios de salud. Esto es muy importante para las personas con diabetes. La regla general es que nunca debes hacer ejercicio cuando el nivel de cetonas en la orina es moderado o alto (según una prueba casera) o el nivel de glucosa es alto, pero lo mejor es hablar con tu proveedor de servicios de salud sobre lo que debes hacer. Hazle preguntas específicas a tu proveedor:

- ¿Debes medirte el nivel de glucosa antes de hacer ejercicio?
- ¿Está bien hacer ejercicio si tienes alto el nivel de glucosa? ¿Qué tan alto?
- ¿Qué debes hacer si tienes el nivel de glucosa demasiado alto?
- ¿Es buena idea comer un bocadillo antes de hacer ejercicio?

Habla con tu proveedor de servicios de salud sobre lo que debes hacer si estás haciendo ejercicio o realizarás actividad física durante más de una hora para averiguar cada cuánto tiempo debes medirte el nivel de glucosa o comer más bocadillos. Ya que hacer ejercicio cambia el funcionamiento del cuerpo, también debes modificar la manera en que te aseguras de mantener un nivel adecuado de glucosa.

La actividad física o el ejercicio es algo que todos sabemos que debemos hacer. Para algunos de nosotros, nuestra vida cotidiana es tan agotadora físicamente que al final del día estamos demasiado cansados para siquiera pensar en hacer algún tipo de actividad física. Por eso es tan difícil hacer ejercicio, pues requiere que usemos energía cuando todo lo que queremos hacer es descansar. Pero para estar sanos es necesario ponerse en marcha y hacer algo.

Lo que las investigaciones indican es que, independientemente de cuán cansados nos sintamos, para ser lo más sanos posible debemos aumentar la actividad física. Esto es esencial para nuestra salud, y hay una variedad de actividades que podemos hacer para incorporarla a nuestra vida cotidiana. Algunas personas quizá quieran bailar o correr una maratón, y logran hacerlo. La mayoría de nosotros tenemos que encontrar actividades que requieren menos tiempo pero que podemos hacer regularmente el resto de nuestra vida.

La palabra clave es *actividades*, en plural. Si hacemos la misma actividad a la misma hora todos los días, el cuerpo, dada su capacidad de adaptarse tan fabulosamente a todo, se acostumbra a lo que estamos haciendo, y aparentemente no nos beneficiamos tanto de esa actividad. Por eso es importante variar lo que hacemos. Lo importante es encontrar lo que funciona en nuestro caso.

El mejor tipo de actividad física es el que se hace de manera regular. Recuerda: cuando nos ponemos en marcha, producimos hormonas que nos hacen sentir bien y hacen que el cuerpo nos funcione mejor. Éstas son las hormonas que nos ayudan a mejorar el nivel de glucosa. Necesitamos diferentes tipos de ejercicio para ayudar a que el cuerpo nos funcione bien.

Resistencia

El ejercicio aeróbico hace que el músculo cardíaco se desarrolle. Cuando haces actividades aeróbicas, el corazón te late más y respiras más rápido de lo normal. Mientras más de estas actividades hagas, más fuertes se vuelven el corazón y los pulmones.

Fuerza

Fortalecer el cuerpo implica hacer que todos tus músculos (los de las piernas, caderas, espalda, pecho, abdomen, hombros y brazos) sean más fuertes al levantar pesas, cavar hoyos en el jardín, usar bandas de resistencia o hacer abdominales.

Ya que los huesos están vivos, también es necesario fortificarlos. Los ejercicios para fortalecer los huesos son aquéllos que hacen que los pies, piernas o brazos aguanten el peso total de tu cuerpo. Actividades como bailar, caminar, saltar soga o levantar pesas hacen que los músculos ejerzan presión contra los huesos.

Flexibilidad

Estirarse es clave para la flexibilidad y la capacidad de mover los músculos sin lesionarte.

Comienza lentamente y haz lo que puedas. Es útil mantener un diario de lo que haces para que puedas ver si progresas o no. El objetivo es simple. Debes mantener todo tu cuerpo en marcha lo más posible. La moderación es clave con cualquier cosa que hagas y la mejor estrategia a largo plazo para mantenerte motivado. Aunque hay personas a las que le encantan los deportes extremos, ese tipo de actividades no son parte de lo que la mayoría de nosotros puede hacer continuamente.

Además del tipo de ejercicio por el que optes, también debes determinar el mejor nivel de intensidad para tu actividad física o ejercicio. Tus preferencias, nivel de salud y aptitud física en general, y las pautas que te dio tu proveedor de servicios de salud determinarán el nivel de intensidad que escojas, ya sea de intensidad baja (caminar, yoga), moderada (nadar, montar bicicleta) o alta (correr, saltar soga, subir escaleras). Para la mayoría de nosotros, lo mejor es una combinación de diferentes niveles de intensidad, pero incluso entonces, debes aprender cuál es el ritmo adecuado para ti. Por ejemplo, si estás caminando, debes poder hablar y caminar a la vez. Si estás agitado y no puedes hablar, entonces estás caminando demasiado rápido o en un tramo demasiado difícil.

La clave es tratar de hacer algo, hasta intervalos de apenas diez minutos de ejercicio tres veces al día y varios días por semana son mejores que nada. La actividad física tiene muchos beneficios. Simplemente debes seguir haciendo lo que decidas hacer y recordar que también debe ser una cantidad razonable de ejercicio.

PUNTOS IMPORTANTES SOBRE LAS RECOMENDACIONES PARA LA ACTIVIDAD FÍSICA

En 2008 el Departamento de Salud y Servicios Humanos de Estados Unidos (U.S. Department of Health and Human Services) dio a conocer nuevas pautas para la actividad física. Consulta con tu proveedor de servicios de salud acerca de las actividades que son seguras para ti. Las personas inactivas deben aumentar gradualmente el nivel de actividad, y no comenzar con actividad vigorosa. Incluso si hiciste algún deporte de más joven, si no has estado activo por un tiempo, es necesario que comiences a hacerlo gradualmente. Las pautas para adultos aconsejan que:

- Un poco de ejercicio es mejor que nada. Si recién comienzas un régimen, debes aumentar poco a poco tu nivel de actividad. Apenas 60 minutos por semana de actividad aeróbica de moderada intensidad ya reporta beneficios.

- Para un impacto mayor en la salud, haz por lo menos 150 minutos de actividad aeróbica de moderada intensidad o 75 minutos de actividad aeróbica vigorosa todas las semanas. Mientras más hagas, mayores los beneficios para tu cuerpo.

- Haz actividades aeróbicas por lo menos diez minutos a la vez, varias veces por semana.

- Debes incluir actividades de moderada o alta intensidad para fortalecer los músculos dos o más días a la semana.

- Haz toda la actividad física que tu capacidad y estado físico te permitan, porque cualquier nivel de actividad física producirá beneficios de salud.

3 TOMA TUS MEDICAMENTOS

Sara no podía comprar todos sus medicamentos. Como tomaba tantos, decidió dejar de tomar uno de ellos. Decidió escoger entre los medicamentos para la diabetes o los medicamentos para controlar el colesterol. No fue una decisión fácil, pero optó por tomar el medicamento para controlar el colesterol, pues no quería tener un ataque al corazón.

LA BUENA NOTICIA ES QUE HAY MUCHOS TIPOS DE MEDICAMENTOS PARA ayudarte a controlar la diabetes, y a veces, puedes recibir ayuda para pagar el costo. Tu proveedor de servicios de salud te ayudará a asegurarte de que tus medicamentos estén teniendo el efecto debido. Cuando te recetan medicamentos para controlar la diabetes, debes tomarlos. Es esencial para manejar y controlar la diabetes. También debes tomar tus otros medicamentos. Si no estás seguro de cuáles medicamentos debes tomar o si estás preocupado por el costo o por tomar demasiadas medicinas, debes conversarlo con tu proveedor de servicios de salud.

Es posible que algunas personas necesiten insulina. La insulina puede recetarse en formulaciones de acción rápida, intermedia o prolongada. Tu proveedor de servicios de salud te dará una combinación de los diferentes tipos de insulina para satisfacer tus necesidades diarias. Puedes inyectarte insulina o usar una bomba. La bomba típica de insulina es aproximadamente del tamaño de una baraja de cartas y tiene un catéter que se inserta debajo de la piel en el estómago, la parte baja de la espalda, la pierna o el brazo. Aunque la Parte D de Medicare ayuda a pagar la insulina, no paga el tipo que se usa con la bomba de insulina. Solía existir un tipo de insulina que se podía inhalar, pero ya no está disponible.

Es posible que tú o tus parientes no estén familiarizados con los medicamentos que estás tomando. Tu proveedor de servicios de salud te recetó medicamentos específicos a ti para ayudarte a controlar la diabetes. Si piensas que tus medicinas están haciendo que te sientas mal, debes decírselo a tu proveedor de servicios de salud. No dejes de tomar tus medicamentos simplemente porque no te agradan o porque te estás sintiendo mejor o piensas que son demasiado caros. Habla con tu proveedor de servicios de salud antes de hacer cualquier cambio respecto a los medicamentos que tomas. Si tienes dificultad para pagar tus medicinas o los dispositivos que necesitas para controlar la diabetes, infórmaselo a tu proveedor de servicios de salud. Medicare paga gran parte del costo de medicamentos. Puedes llamar a la Línea Nacional de Salud para la Familia Hispana (National Hispanic Family Helpline) al 1-866-783-2645 ó 1-866-Su-Familia para recibir información sobre formas de recibir asistencia para pagar tus medicamentos.

A algunas personas les preocupa tomar cualquier tipo de medicamento recetado porque piensan que no son naturales. Prefieren tomar tés u otros productos porque no tienen tantas sustancias químicas. Mi respuesta es que todos están compuestos por sustancias químicas. Lo que es más importante aun, lo natural no es necesariamente saludable. El arsénico es natural, pero se puede acumular en el cuerpo y matarte. Lo importante no es si algo es elaborado o natural. Lo importante es tomar los medicamentos adecuados por los motivos correctos. De esta manera, la medicina te puede ayudar a permanecer sano y vivo.

Otras personas me dicen que se sienten más seguras tomando medicamentos que pueden comprar en otro país o sin receta. El hecho es que si una medicina no se vende en Estados Unidos, no debes tomarla porque no ha pasado los estrictos estándares que se han establecido para protegerte. En cuanto a los medicamentos de venta sin receta, debes tomar todos los que tu proveedor de servicios de salud te aconseje. Los medicamentos de venta con o sin receta ayudan al cuerpo a realizar sus funciones. Si te han recetado ciertos medicamentos en particular, debes tomarlos. Si piensas que estás teniendo una reacción indebida a un medicamento, debes informarle sobre la reacción a tu proveedor de servicios de salud para que te pueda decir lo que debes hacer.

4 TEN UN PROVEEDOR REGULAR DE ATENCIÓN MÉDICA

PARA EVITAR COMPLICACIONES O FALTA DE CONTROL DE LA DIABETES, DEBES tener una fuente regular de atención médica. En este momento, que la atención de salud está cambiando tan drásticamente, es necesario tener un proveedor de servicios de salud con quien hablar, alguien que te escuche. Un estudio reciente descubrió que, incluso cuando se les diagnostica algo que requiere seguimiento, los hispanos son menos propensos a hacer una cita posterior. Lo que aumenta las probabilidades de que busquen tratamiento y le hagan seguimiento es encontrar un proveedor de servicios de salud que entienda el idioma y la cultura. Date el tiempo de encontrar a una persona en la que confíes.

Si te diagnostican diabetes, es posible que tu proveedor de servicios de salud te haga consultar con otros profesionales médicos (un endocrinólogo, dietista, nutricionista, educador certificado sobre la diabetes) como parte del equipo para ayudarte a controlar la diabetes. Al comienzo quizá tengas que ir donde tu proveedor de servicios de salud con mayor frecuencia mientras aprendes a controlar la diabetes. Tu proveedor te dará información sobre lo que debes hacer y puedes esperar. Asegúrate de que tú o la persona que te acompañe tome notas cuando hables con tu proveedor de servicios de salud.

Todos los años debes hacerte un examen de la vista (con un oftalmólogo u oculista), un examen completo de los pies (con un podiatra) y de los dientes y encías. Todo esto debe ser parte de tu cuidado médico rutinario. Si tienes cobertura de Medicare y tienes diabetes, Medicare pagará parte del costo de las pruebas de control de diabetes, exámenes de los pies y de la vista, y tratamientos adecuados.

El problema de no hacerte exámenes con regularidad es que en vez de evitar las complicaciones, es posible que las exacerbes. Es posible lograr mucho hoy en día con la atención de salud, pero debes mantenerte informado y participar activamente en tu tratamiento para beneficiarte de los avances.

5 EVITA EL HUMO Y OTRAS SUSTANCIAS TÓXICAS

QUIZÁ PAREZCA OBVIO, PERO A VECES ES DIFÍCIL DARSE CUENTA DE LO QUE es tóxico. Sin embargo, ten en cuenta que cada vez que inhalas, los pulmones y el corazón trabajan juntos para llenar las células sin oxígeno con el aire que acabas de respirar. Las células llenas de oxígeno luego recorren el cuerpo y llegan a todos los tejidos y órganos, incluido el páncreas, que produce insulina. Si el aire que respiras es tóxico, entonces de eso se llenan las células del cuerpo.

El tabaco es tóxico y contamina el aire. Varias décadas de investigación confirman que fumar es malo para las personas que fuman, para quienes están cerca de ellos cuando fuman e incluso para quienes simplemente inhalan el olor del tabaco que queda en la ropa y cabello del fumador. Cuando fumas, aumentas el riesgo de tener más complicaciones de la diabetes. Cada vez es más fácil evitar el humo, ya que más y más lugares están prohibiendo fumar.

También por eso, en días en que la calidad del aire es mala, si sales, tienes mayores posibilidades de terminar en la sala de urgencias. La Agencia de Protección Ambiental (Environmental Protection Agency o EPA, por sus siglas en inglés) está comenzando a hacer más estrictas muchas de las restricciones sobre el nivel de contaminantes en el aire. Lo que sabemos con certeza es que hay demasiados contaminantes y sustancias tóxicas, y que la EPA controla muy pocos de ellos. La sección "Perturbadores endocrinos" (en la segunda parte) detalla el impacto y las consecuencias específicas en tu sistema endocrino.

Las toxinas en el aire incluyen el benceno (que se encuentra en la gasolina), dioxina, asbesto y tolueno, y metales, como el cadmio, mercurio, cromo y compuestos de plomo.

Ten en cuenta que a veces las partículas más peligrosas que respiramos en el aire son las que no podemos ver. Según la EPA, hay "partículas gruesas inhalables" (PM_{10} ó entre 2.5 y 10 micrómetros de diámetro) como también "partículas finas" ($PM_{2.5}$ ó menos de 2.5 micrómetros de diámetro). Las partículas finas son más peligrosas para nuestra salud porque se depositan en puntos más profundos de los pulmones. Se requieren veintiocho partículas finas para alcanzar el grosor de un cabello.

Si bien el aire exterior es un problema, el aire interior también puede serlo. Muchos productos para el hogar y la oficina emiten gases que se llaman compuestos orgánicos volátiles (VOC, por sus siglas en inglés), algunos de los cuales pueden tener efectos adversos en la salud a corto o largo plazo. Entre los productos para el hogar que generalmente emiten compuestos orgánicos volátiles se encuentran las pinturas, los quitapinturas y otro tipos de solventes; los productos para la conservación de la madera; los rociadores de aerosol; los productos de limpieza y desinfectantes; los productos contra las polillas; las fragancias para perfumar el ambiente; los combustibles y productos para autos que tengas almacenados; materiales para trabajos manuales y la ropa tratada con percloretileno en la lavandería. El olor a pintura fresca o de alfombras nuevas no es bueno para la salud. Y algunas sustancias interiores peligrosas, como el radón, no tienen olor alguno.

6 DUERME LO SUFICIENTE

ES NECESARIO QUE DUERMAS BIEN. ESTO NO ES LO MISMO QUE DESCANSAR o no hacer nada. El sueño es una función que el cuerpo necesita para permanecer sano.

Cuando duermes se liberan hormonas que son muy importantes para mantenerte sano. Las hormonas que controlan el apetito también se activan durante el sueño. Por eso, las personas que sólo duermen cinco horas al día son más propensas a tener sobrepeso que las personas que duermen de siete a ocho horas al día. Estas hormonas también te ayudan a estar más alerta.

Cuando no duermes, el cuerpo está bajo estrés. El estrés derivado de la falta de sueño cambia las hormonas que el cuerpo produce, y no se logra el objetivo de mantener un nivel uniforme de glucosa.

Las personas con un trastorno del sueño corren mayor peligro de tener presión arterial alta, un ataque al corazón, un derrame cerebral y otros problemas médicos. El cuerpo necesita tiempo para recuperarse de las actividades del día. Cuando duermes, el ritmo cardíaco y la presión arterial se reducen en 10%. Las personas que no duermen lo suficiente no tienen esta reducción y la salud se perjudica.

El número de horas que alguien debe dormir varía según la edad: los adultos sanos necesitan de siete a nueve horas; los recién nacidos, de dieciséis a dieciocho horas; los niños de edad preescolar, de diez a doce horas al día, y los demás niños y adolescentes, por lo menos nueve horas. Ya que todos tienen diferentes necesidades de sueño, no es sorprendente que sea tan difícil hacer que todos en casa se despierten y alisten a la vez.

Pero la calidad del sueño es tan importante como la cantidad. No te engañes diciendo que una siesta, sea larga o corta, es todo lo que necesitas para reponer el sueño que perdiste. Las siestas breves (de menos de una hora) sólo compensan en parte por las horas de sueño perdido. Además, ten en cuenta que no puedes reponer el sueño que perdiste durante la semana durmiendo más durante el fin de semana. No sólo es mala idea, sino que este tipo de patrón puede tener un efecto negativo en tu reloj biológico.

Puedes probar los siguientes pasos para dormir lo suficiente:

- Establecer un horario fijo de sueño.
- No hacer ejercicio antes de dormir.
- Evitar la cafeína, nicotina, bebidas alcohólicas y comidas abundantes antes de acostarse.
- No dormir ninguna siesta después de las tres de la tarde.
- Crear un ambiente propicio para dormir y una rutina para relajarte.

Sin embargo, cuando trabajas el turno de noche, a veces no es posible dormir. En lo posible, trata de evitar este turno, pero si debes trabajar a esas horas, puedes hacer lo siguiente para que el cuerpo se adapte más fácilmente:

- Aumenta el número total de horas que duermes y las siestas.
- Usa luces brillantes en tu centro de trabajo.
- Reduce el ruido mientras duermes durante el día.
- Tápate los ojos para bloquear la luz.
- Tapa las ventanas para reducir la luz lo más posible cuando duermes de día.
- Toma cafeína solamente durante la primera parte de tu turno de noche.

Dormir es esencial para estar sano.

7 TEN RELACIONES SANAS Y CULTÍVALAS

PARECE OBVIO SEÑALAR QUE LAS RELACIONES SANAS SON BUENAS PARA nosotros, pero iniciar y retener relaciones sólidas es un objetivo difícil para muchas personas. Quizá se deba a que algunas relaciones pasan a ser como un hábito, algo que hacemos porque lo venimos haciendo desde hace tanto tiempo. Y como un mal hábito, una relación mala es difícil de cambiar. Los cambios emocionales, sean altos o bajos, tienen un impacto en el nivel de glucosa de hombres y mujeres.

Para tener un cuerpo, una mente y un espíritu sanos, necesitamos tener relaciones que nos den sustento en vez de desgastarnos. Incluso al nivel de las células del cuerpo, las relaciones enfermizas causan estragos debido al estrés que crean y el cambio resultante en las hormonas que produce el cuerpo. Por eso, si quieres retrasar la diabetes o las complicaciones de ésta, es importante eliminar el estrés de tu vida y mantener relaciones estables y sanas.

Para reducir el impacto de la diabetes en nuestra vida, debemos reducir o eliminar el estrés. Cuando piensas sobre el estrés en tu vida, debes recordar que las estrategias para lidiar con el estrés y controlarlo no son algo que puedes hacer durante mucho tiempo. Están concebidas para sólo usarse a corto plazo. No deben ser un estilo de vida. El paso importante es reducir o eliminar el nivel de estrés, no sólo controlarlo.

Aprender a adaptarse y ser flexible es esencial para las relaciones sanas y también será clave para controlar la diabetes. Debes volver a pensar sobre todo lo que tú y otros contribuyen a tu relación, desde las rutinas fundamentales de la vida como la agenda familiar y el horario de comidas, hasta las tareas más complejas de tu vida cotidiana. Las relaciones sanas son las que respaldan tus esfuerzos por cambiar lo que haces para retrasar la diabetes o evitar las complicaciones de la diabetes, si ya la tienes.

Puedes reducir el estrés si eres flexible y aprendes a adaptarte, algo que es más que un talento valioso, porque protege la mente y el espíritu. La fortaleza para adaptarnos a una situación cambiante se deriva de un compromiso a largo plazo de dedicarnos a mejorar nuestras relaciones. La capacidad de hacer estos cambios necesarios varía mucho entre las personas. Quienes tienen un estado de ánimo o espíritu frágil sólo pueden hacer cambios con apoyo considerable, como ir donde un nutricionista u otros profesionales médicos constantemente. Otras personas que parecen tener más fortaleza también necesitan apoyo, pero puede ser de un tipo diferente, como documentos que pueden consultar cuando necesiten aliento.

Cultivar relaciones sanas requiere tiempo y esfuerzo. No todo es dicha. También hay que resolver conflictos de manera positiva. Todas las relaciones sanas deben contar con los ingredientes básicos de respeto mutuo, afecto, límites saludables y responsabilidades compartidas. La risa y alegría también son esenciales para tener una vida equilibrada.

Parte de una relación sana con tu pareja o cónyuge es la intimidad sexual. Aunque se sabe que la diabetes tiene un impacto en el desempeño sexual de los hombres, investigaciones recientes indican que se puede hacer mucho para subsanar el daño a los nervios (neuropatía) que contribuye al problema. Los hombres pueden tener disfunción eréctil debido al flujo insuficiente de sangre al pene o incluso como efecto secundario de medicamentos. Hoy en día, los hombres tienden a estar más dispuestos a hablar con su proveedor de servicios de salud sobre la disfunción eréctil y sus soluciones. Lo bueno es que los proveedores de servicios de salud tienen una variedad de opciones disponibles y colaborarán contigo para encontrar la solución más eficaz.

El estudio de los problemas sexuales de las mujeres con diabetes es relativamente reciente. Los estudios, en su mayoría, se centran en el deseo sexual, la excitación sexual, el orgasmo y el dolor durante el coito. Las conclusiones no son consistentes, por lo que la relación entre la diabetes y los problemas sexuales de la mujer no está clara. Lo que es cada vez más obvio es que los problemas sexuales de las mujeres tienen raíces psicológicas. Los pensamientos de las mujeres tienen un impacto importante en la manera en que su cuerpo responde sexualmente. Lo mismo les sucede a los hombres. Recién estamos comenzando a comprender esta importante dinámica.

La depresión está vinculada con las relaciones poco sanas. Cuando las relaciones no son saludables, crean una situación en la que la depresión puede surgir. Aunque los hombres y las mujeres responden a la depresión de maneras diferentes, las hormonas y el nivel de glucosa cambian drásticamente en ambos. Debes evitar estos cambios, ya que alteran el equilibrio que estás tratando de mantener. Las relaciones sanas no son cuestión de aguantar (tolerar sin quejarse). Es importante recordarlo.

La conexión entre la depresión y la diabetes destaca la importancia de tener relaciones sanas. Estar deprimido está relacionado con sentirse fuera de control. No es de sorprender que las personas deprimidas tengan problemas para lograr controlar la diabetes. Esto se aplica a todos los hispanos, sean hombres o mujeres.

Las relaciones sanas conllevan afecto y respeto mutuo, que a su vez, ayudan a eliminar el estrés. Ésos son los factores que mantienen uniforme el nivel de glucosa.

8 LLEVA UN DIARIO SOBRE TU SALUD

CONTROLAR LA DIABETES REQUIERE QUE TE MANTENGAS AL TANTO DE LO que consumes, como también de tu nivel de glucosa. Ya que el estado de ánimo, nivel de estrés y depresión tienen todos un impacto en el nivel de glucosa, es importante tomar notas (Ver "Mi guía médica personal" en la tercera parte de este libro). Es importante apuntar esta información diariamente para que puedas compartirla con tu proveedor de servicios de salud en tu próxima cita. Tu proveedor usará los resultados de tus pruebas y tus notas de lo que has hecho para ver si existe un patrón en las fluctuaciones de glucosa. Este análisis proporcionará información importante sobre cómo proceder.

La diabetes es una enfermedad que deberás controlar el resto de tu vida. Llevar un diario de salud es como llevar tu chequera o presupuesto familiar. Debes apuntar qué y cuándo comes, qué tipo de ejercicio haces y durante cuánto tiempo, cómo te sientes en diversos momentos a lo largo del día y demás, para que puedas notar qué cambios debes hacer. Tu diario también será examinado por tu proveedor de servicios de salud y otras personas en el equipo para ayudarte a tomar decisiones sobre tu progreso y atención.

Si bien las historias clínicas electrónicas son cada vez más comunes en el sistema de atención de salud, también debes tomar notas sobre tu propia historia clínica. Puedes hacer esto usando el sistema que desees, y es posible obtener acceso a algunos de ellos por medio de tu teléfono celular, correo electrónico o el Internet.

Tener información actualizada a la mano sobre tu salud y los medicamentos que tomas es esencial. Cuando te enfermas o te encuentras en una situación de emergencia no es momento para tratar de recordar los detalles de tu historia clínica. Tener un documento escrito sobre tu salud que tú y otras personas pueden consultar es esencial. Cuando vayas a la sala de urgencias, debes estar preparado para hablar sobre tu historia clínica y proporcionar una lista completa de todos los medicamentos que tomas y su dosis.

Puedes usar las herramientas en la tercera parte de este libro para organizar y mantener la información sobre tu salud. Estas herramientas están diseñadas para que fácilmente mantengas en un solo sitio la información que podría salvarte la vida.

9 VALORA TU VIDA ESPIRITUAL

POR ALGÚN MOTIVO, EL DIAGNÓSTICO DE LA DIABETES PARECE AFECTARNOS mucho. En momentos así, los hispanos podemos contar con que nuestra vida espiritual nos brinde respaldo. Para entender el diagnóstico y cuidar de nosotros mismos, ayuda mucho tener fe. En momentos cruciales de la vida, las personas recurren a sus raíces religiosas como fuente de fortaleza y consuelo. Como hispanos, nuestra fe nos sostiene, independientemente de nuestras preferencias religiosas o la regularidad con la que practicamos esa fe.

La fe nos ayuda a curarnos y recuperar la salud. El programa de 10 puntos toma en cuenta que los objetivos de salud y bienestar van más allá de lo físico. Para los hispanos, el espíritu también es parte de la salud.

10 PRESTA ATENCIÓN A LO QUE TE DICE TU CUERPO

ÉSTA ES UNA ACTITUD ESENCIAL PARA TODOS, PERO ESPECIALMENTE LAS personas con diabetes. Cuando tienes diabetes, debes mantener una situación estable para que, con la ayuda de los medicamentos que puedas estar tomando, el nivel de glucosa corresponda al que proporcionan los alimentos que consumes. Los hombres deben practicar y escuchar lo que les dice la voz interior y el cuerpo. Las mujeres parecen tener más experiencia en reconocer los cambios hormonales. Aunque tener un glucómetro facilita la medición del nivel de glucosa, tanto hombres como mujeres deben estar más conscientes de la manera en que el cuerpo reacciona a cambios en su nivel de glucosa. De muchas maneras, el glucómetro puede ayudarte a reconocer las señales del cuerpo cuando hay un problema.

Debes mantener un nivel estable de glucosa en el cuerpo. Cuando tienes la glucosa demasiado baja (un estado llamado hipoglucemia), quizás notes que te sientes tembloroso, nervioso, sudoroso, mareado, confundido, ansioso o débil, o que tienes hambre o sueño, o dificultad para hablar. Es posible que tengas uno o varios de estos síntomas. Pero si tienes diabetes, no puedes dejar de hacerles caso. Debes medirte el nivel de glucosa y, en base a los resultados, decidir qué hacer (ver Hipoglucemia, pág. 93). También puedes tener hipoglucemia mientras duermes. Quizá notes que gritas o tienes pesadillas cuando duermes; que sudas tanto que las sábanas se mojan, o que te sientes cansado, irritable o confundido al despertar. Igualmente importante es reconocer cuando tienes el nivel de glucosa demasiado alto y te da mucha sed y orinas en exceso.

Ten en cuenta los cambios en tu cuerpo y las posibles causas. Nadie te conoce mejor que tú mismo. Debes estar muy familiarizado con las señales que tu cuerpo usa cuando te indica que las cosas marchan bien o no tan bien.

Lo que debes recordar es simple, ya que son los elementos básicos para que nosotros y nuestras familias tengamos una vida saludable. En pocas palabras, el programa de 10 puntos para la salud fomenta y apoya tus esfuerzos para:

1. Comer y beber pensando en la salud
2. Hacer del ejercicio parte de tu vida
3. Tomar tus medicamentos
4. Tener una fuente regular de atención de salud
5. Evitar el humo y otras sustancias tóxicas
6. Dormir lo suficiente
7. Tener relaciones sanas y cultivarlas
8. Llevar un diario sobre tu salud
9. Valorar tu vida espiritual
10. Prestarle atención a lo que te dice tu cuerpo

Segunda parte

SOLAMENTE LOS HECHOS: EL SIGNIFICADO DE CADA DATO

Tengo diabetes desde hace veinte años y todavía no sé
todo lo que debería saber. Siempre están cambiando las
reglas. —Carlos

Los estudios dejan en claro que la denominación de diabetes se asigna a muchas enfermedades que tienen algo en común: la incapacidad de utilizar la glucosa apropiadamente. Como resultado de este problema, el nivel de glucosa en la sangre es más alto de lo que debería ser, ya que las células no pueden usar la glucosa, la cual es esencial para que funcionen apropiadamente.

Lo que sabemos de la diabetes y la manera de controlarla ha cambiado considerablemente en los últimos años. Debemos conocer los hechos porque mucho está cambiando. Además, se están identificando muchos tipos nuevos de diabetes, y hay un mejor entendimiento sobre las causas de tipos particulares. Para presentar lo más útil, mencionamos a continuación algunas abreviaturas que se usan comúnmente, descripciones de los exámenes de diagnóstico para la diabetes e información sobre los principales tipos de diabetes.

Durante muchas décadas, los nombres de los principales tipos de diabetes se basaban ya sea, en el tratamiento necesario (diabetes insulino-dependiente o no insulino-dependiente) o la edad del paciente cuando se hizo el diagnóstico inicial de la diabetes (adulta o juvenil). En 1997 un comité de expertos de la Asociación de Diabetes de Estados Unidos (American Diabetes Association) recomendó que los nombres para los principales tipos fueran "de tipo 1" o "de tipo 2". Los otros tipos de enfermedades conocidas como diabetes son prediabetes, tipo 1.5, diabetes gestacional y diabetes provocada por defectos genéticos específicos. Si bien en esta sección se tratan éstos, no se incluyen otros tipos de diabetes porque son mucho menos comunes. Los otros tipos de diabetes pueden originarse debido a enfermedades en el páncreas (pancreatitis y fibrosis quística), enfermedades que trastornan la producción de hormonas (el síndrome de Cushing produce cortisol y éste contrarresta la insulina), medicinas o sustancias químicas que destruyen las células beta del páncreas que producen insulina, infecciones (como la rubeola congénita y el citomegalovirus) y una enfermedad autoinmune del sistema nervioso central (síndrome Stiff Person). El que estos tipos de diabetes tengan causas tan disímiles sólo añade a la complejidad de tratar de comprender la diabetes. Más aun, a pesar de que son diferentes tipos de diabetes, lo que tienen en común es que afectan la producción o utilización de insulina.

Finalmente, además de los tipos de diabetes, la segunda parte de este libro brinda información sobre algunos de los sistemas clave del cuerpo relacionados con la diabetes. Comprender cómo funcionan estos sistemas te ayudará a apreciar lo verdaderamente importantes y cruciales que son las decisiones que tomas sobre tu alimentación, ejercicio, autoexámenes y control del estrés.

ABREVIATURAS (POR SUS SIGLAS EN INGLÉS)

ACCORD	Acción para Controlar el Riesgo Cardiovascular en la Diabetes, un importante estudio sobre enfermedades cardiovasculares y diabetes de tipo 2
CDC	Centro para el Control y Prevención de Enfermedades
DCCT	Examen sobre el control y las complicaciones de la diabetes de tipo 1
DHHS	Departamento de Salud y Servicios Humanos de Estados Unidos, que incluye el NIH y el CDC
DPP	Programa de Prevención de la Diabetes
EPA	La Agencia de Protección Ambiental
NHLBI	Instituto Nacional del Corazón, Pulmones y Sangre, parte del Instituto Nacional de Salud
NIDDK	Instituto Nacional de Diabetes y Enfermedades Digestivas y Renales, parte del Instituto Nacional de Salud
NIEHS	Instituto Nacional de Ciencias de Salud Ambiental, parte del Instituto Nacional de Salud
NIH	Instituto Nacional de Salud

Defectos genéticos y diabetes

¿Qué pasa?

Hay dos principales tipos de defectos genéticos que pueden causar diabetes: (1) defectos genéticos de las células beta y (2) defectos genéticos en la acción de la insulina. Otras enfermedades asociadas con diabetes son el síndrome de Down, el síndrome de Klinefelter, la enfermedad de Huntington, porfiria y el síndrome de Prader-Willi.

CAUSAS Y PREVENCIÓN

Cuando la diabetes se debe a un defecto, mutación o cambio en sólo un gen, se llama diabetes monogénica. Los dos tipos de diabetes monogénica reciben su nombre conforme a la edad en que se hace el primer diagnóstico. La diabetes melitosa neonatal (NDM, por sus siglas en inglés) se diagnostica en bebés menores de seis meses; la diabetes de comienzo tardío (maturity-onset diabetes of the young o MODY, por sus siglas en inglés) se diagnostica en adolescentes o adultos jóvenes. Aunque se considera que MODY es un tipo de diabetes monogénica, la causa es la mutación de más de un gen. En ambas enfermedades, el nivel de glucosa es alto porque el cuerpo es incapaz de producir insulina.

Otros tipos de defectos genéticos alteran la capacidad de las células de usar la insulina, que resulta en un nivel alto de glucosa.

¿Tengo un problema?

Tu proveedor de servicios de salud te dará información sobre el diagnóstico de NDM o MODY. Entre las enfermedades relacionadas con un defecto en la insulina están acantosis nigricans, que se caracteriza por manchas oscuras en la piel, y síndrome de ovario poliquístico (PCOS, por sus siglas en inglés). Las mujeres con PCOS pueden tener menstruación irregular, mayor vello corporal, acné y aumento de peso.

 ¿Qué hago ahora?
Tu proveedor de servicios de salud te dará un plan de tratamiento que debes seguir.

Diabetes de tipo 1

TAMBIEN CONOCIDA COMO:
diabetes insulino-dependiente o diabetes juvenil

¿Qué pasa?
La diabetes de tipo 1 es una enfermedad autoinmune. En esta enfermedad, el sistema inmunitario no funciona bien y, en lugar de proteger al cuerpo, ataca partes del cuerpo y destruye sus propias células beta que producen insulina en el páncreas. La pérdida progresiva de estas células significa que en un momento dado, el páncreas pierde la capacidad de producir suficiente insulina. Sin insulina, las células no pueden usar la glucosa del torrente sanguíneo. Esto es un problema serio, pues la glucosa es la fuente de energía para las células, y cuando las células no pueden usar la glucosa, empiezan a funcionar mal y mueren. Asimismo, como las células no pueden usar la glucosa, queda demasiada glucosa en el torrente sanguíneo, lo que dificulta las funciones del cuerpo y lleva a otros problemas.

CAUSAS Y PREVENCIÓN

Se desconoce la causa. Las personas con diabetes de tipo 1, representan 5% a 10% de todos los casos diagnosticados de diabetes. No hay manera de prevenir la diabetes de tipo 1.

 ¿Tengo un problema?

Los síntomas usualmente aparecen dentro de un periodo corto de tiempo, entre ellos:

- excesiva sensación de sed
- necesidad de orinar mucho más de lo usual
- permanente sensación de hambre
- pérdida de peso sin causa alguna
- visión borrosa
- extrema sensación de cansancio

Si tienes alguno de estos síntomas, debes consultar con tu proveedor de servicios de salud. La diabetes de tipo 1 sin tratamiento es muy peligrosa porque la persona puede sufrir un coma diabético que puede ser fatal (cetoacidosis diabética).

Para determinar si tienes o no diabetes de tipo 1, te harán las pruebas descritas en la sección de Diagnóstico (ver pág. 101). Te diagnostican diabetes si la prueba de glucosa plasmática en ayunas (FPG) es 126 mg/dL o más, o si la prueba oral de tolerancia a la glucosa es 200 mg/dL o más. Para el diagnóstico de diabetes de tipo 1, se necesita una prueba de sangre adicional.

 ¿Qué hago ahora?

Con todos los avances médicos recientes, las personas con

diabetes de tipo 1 tienen una mejor expectativa de vida que nunca antes. Es esencial poner en práctica medidas conscientes y sistemáticas con respecto a la alimentación, actividad física, medicamentos y control. El programa de 10 puntos es una buena guía de lo que puedes hacer para llevar una vida más sana y larga con diabetes de tipo 1. Como las personas con diabetes de tipo 1 no pueden producir insulina, deben inyectársela o usar una bomba de insulina.

El NIDDK patrocinó un estudio importante denominado Prueba de Control y Complicaciones de la Diabetes (Diabetes Control and Complications Trial o DCCT, por sus siglas en inglés). Este estudio encontró que el control intensivo de la glucosa en personas con diabetes de tipo 1 resultó en la prevención y disminución del daño progresivo en los pequeños vasos sanguíneos de los ojos, riñones y nervios.

Diabetes de tipo 1,5

TAMBIÉN CONOCIDA COMO:
diabetes autoinmune latente en adultos, diabetes doble o
LADA, por sus siglas en inglés

¿Qué pasa?
Es cuando una persona tiene síntomas tanto de diabetes de tipo 1 como de tipo 2. Según el NIDDK, hasta 10% de las personas con diabetes de tipo 2 tienen LADA. Algunos expertos creen que las personas con LADA en realidad tienen un tipo de diabetes de tipo 1 que se desarrolla lentamente.

CAUSAS Y PREVENCIÓN
Se desconoce la causa. Los síntomas usualmente aparecen después

de los treinta años. Al principio, las personas con un diagnóstico de LADA todavía producen insulina y no requieren inyecciones de insulina. Después de lograr controlar la diabetes durante años, necesitan tomar insulina porque el sistema inmunitario ha atacado o destruido las células beta del páncreas que producen insulina.

◇ ***¿Tengo un problema?***
Tu proveedor de servicios de salud debe decirte si tienes diabetes y, de ser así, de qué tipo. Las personas con LADA también tienen anticuerpos contra las células beta del páncreas que producen insulina.

Diabetes de tipo 2

TAMBIÉN CONOCIDA COMO:
diabetes no insulino-dependiente y diabetes adulta

Me observaron por lo menos cinco a diez años porque hay tendencia a la diabetes en mi familia. Durante muchos años me dijeron que tenía prediabetes. Luego, en 2006, el endocrinólogo me diagnosticó diabetes de tipo 2. Tomo un medicamento dos veces al día y me inyecto dos veces al día. Hago ejercicio, cuido lo que como, me hago la prueba de sangre tres veces al día. Trato de no comer carbohidratos blancos: papa blanca, pan blanco, pasta regular, y generalmente como trigo integral. También me limito en las frutas. —Laurie

◇ *¿Qué pasa?*

La mayor parte de gente (90–95%) con diabetes tiene el tipo 2. En la diabetes de tipo 2 el cuerpo no responde debidamente a la insulina que produce el páncreas.

CAUSAS Y PREVENCIÓN

Se desconoce la causa. Según investigación fidedigna, hay medidas que podemos tomar para evitar la diabetes de tipo 2. Todas son parte de El programa de 10 puntos. Tal vez quieras ampliar El programa de 10 puntos si tienes una meta específica:

- Perder por menos 5% a 7% de tu peso corporal (si pesas 200 libras [91kg] eso es de 10 a 14 libras [4.5–6.4kg])
- Hacer ejercicio durante treinta minutos al día, cinco días de la semana.
- Optar por alimentos más sanos.
- Limitar la cantidad de calorías y grasa de tu dieta.

◇ *¿Tengo un problema?*

Es difícil saberlo a menos que te hagas exámenes. Algunas personas con diabetes no tienen síntomas. Los síntomas de la diabetes de tipo 2 pueden aparecer tan gradualmente que ni siquiera se notan e incluyen cansancio, malestar, sed constante, pérdida de peso, visión borrosa, infecciones frecuentes, heridas que demoran en cerrar y frecuente necesidad de orinar, especialmente de noche.

Cuando consideras los factores de riesgo, hay pocos que puedes cambiar. Entre los factores que no puedes cambiar pero que te predisponen a la diabetes se encuentran los siguientes:

- Tienes antecedentes familiares de diabetes.

- Tienes cuarenta y cinco años o más.

- Tuviste diabetes durante un embarazo (diabetes gestacional).

- Tienes presión alta.

- Tienes el síndrome de ovario poliquístico (PCOS, por sus siglas en inglés).

- Tienes acantosis nigricans, que se caracteriza por manchas aterciopeladas, gruesas y oscuras en la piel del cuello y axilas.

Los factores de riesgo que puedes cambiar son el sobrepeso u obesidad, y no hacer suficiente ejercicio.

¿Qué hago ahora?

El paso más importante que debes tomar es seguir el plan formulado por tu equipo de salud. El programa de 10 puntos también es una buena manera de que tú y tu familia lleven una vida más sana. Si tienes diabetes de tipo 2, puedes reducir las probabilidades de complicaciones por falta de control de la diabetes haciendo todo lo posible por manejar tu diabetes. Ten en cuenta de que si tu diabetes no está bajo control, las complicaciones pueden ocurrir de pronto, y será menos probable que puedas hacer lo que más te gusta.

Diabetes gestacional

 ¿Qué pasa?
Una mujer que no tenía diabetes antes desarrolla diabetes durante el embarazo. Esto es más frecuente en mujeres latinas que en no latinas.

CAUSAS Y PREVENCIÓN

Se desconoce la causa de la diabetes gestacional. La preocupación es por la salud del bebé y la futura salud de la madre. Si la diabetes no recibe tratamiento o no se controla, el bebé crecerá mucho, tendrá glucosa muy baja después de nacer o tendrá problemas respiratorios.

También puedes tener presión alta durante el embarazo. Asimismo, tener un bebé muy grande aumenta las probabilidades de que necesites una cesárea. Aproximadamente de 40% a 60% de las mujeres que desarrollan diabetes gestacional desarrollan diabetes (usualmente de tipo 2) en los siguientes diez años. A la mayoría de las mujeres se les hace una prueba entre la semana veinticuatro y veintiocho del embarazo. A las latinas usualmente se les hace la prueba antes de eso.

 ¿Tengo un problema?
Según NIDDK, en tu primera visita prenatal tienes que hablar con tu proveedor de servicios de salud para que te

hagan la prueba de diabetes gestacional si alguna de las siguientes afirmaciones se aplica a ti:

- Tengo un padre o hermano con diabetes.
- Soy afroamericana, indígena americana, de ascendencia asiática, latina o isleño del Pacífico.
- Tengo veinticinco años o más.
- Tengo sobrepeso.
- Tuve diabetes gestacional anteriormente.
- Di a luz a un bebe que pesó más de nueve libras (4kg).
- Me han dicho que tengo prediabetes, intolerancia a la glucosa o glucemia basal alterada.

¿Qué hago ahora?

En la mayoría de los casos, el tratamiento para la diabetes gestacional es ayudarte a ser más consciente y constante con lo que comes y tu nivel de actividad física. Tu equipo médico te hará sugerencias para que comas sano y hagas ejercicio, tomando en cuenta tu estilo de vida, salud general y aptitudes. El programa de 10 puntos es una buena guía. En lo que respecta a la diabetes, recuerda que tu meta es controlar el nivel de glucosa. Para hacerlo debes comer con regularidad, tener cuidado con lo que comes y cómo lo comes, vigilar tu consumo de carbohidratos, almidones y azúcares, y no comer en exceso.

Es posible que algunas mujeres necesiten tomar insulina para controlar el nivel de glucosa. La insulina es segura porque no entra en el torrente sanguíneo del bebé.

El sistema endocrino

¿Qué pasa?
Se considera que la diabetes es una enfermedad del sistema endocrino, por eso algunas veces se propone que un endocrinólogo sea parte de tu equipo de atención médica.

El sistema endocrino está formado por glándulas y hormonas localizadas en todo el cuerpo. Las hormonas con compuestos especiales envían mensajes a otras células para que sepan lo que tienen que hacer. La comunicación que tiene lugar entre las hormonas y las células es singular. Cada hormona tiene su propio mensaje que sólo es captado por células específicas con las que la hormona debe trabajar o que ésta habilita. Así es como las hormonas interaccionan con otras células para atender las necesidades del cuerpo.

Las glándulas especializadas no sólo producen las hormonas que necesitamos, sino que también las introducen en el torrente sanguíneo y en células adyacentes. Estas glándulas endocrinas incluyen el hipotálamo, la glándula pineal, la pituitaria, la paratiroides, la tiroides, las isletas de Lagerhans en el páncreas, las glándulas suprarrenales y las gónadas (ovarios y testículos). Algunos ejemplos de hormonas son el estrógeno (que regula el desarrollo sexual femenino) y los andrógenos (hormonas masculinas, como la testosterona). Los ovarios y las glándulas suprarrenales producen estrógeno y progesterona. Los testículos producen testosterona.

Nuestro conocimiento de estas glándulas está aumentando. Por ejemplo, hoy en día, cuando las mujeres se someten a una histerectomía, la mejor opción es no extirpar los ovarios. Al parecer, los ovarios desempeñan una función que va más allá de la reproducción y, a menos que la mujer corra peligro de cáncer de los ovarios, es mejor no extirparlos. También sabemos que otras partes del cuerpo producen y liberan hormonas, por ejemplo, el cerebro, el corazón, pulmones, riñones, hígado y el timo.

Hay mucho que tenemos que reevaluar sobre el sistema endocrino y la manera en que funciona. Para sorpresa de muchos, la grasa también es una parte importante de nuestro sistema endocrino. Esto sólo se llegó a comprender en 1994, cuando los científicos descubrieron que la hormona leptina era producida por tejido graso (también denominado adiposo). La leptina es una hormona que desconecta el deseo de comer en el cerebro. Asimismo, la grasa también produce hormonas de proteínas que influyen en el metabolismo. La grasa es mucho más complicada de lo que jamás imaginamos.

Recién estamos aprendiendo sobre los diferentes tipos de grasa. Hay por lo menos dos tipos de grasa: (1) grasa blanca (tejido adiposo blanco) que almacena energía y (2) grasa parda (tejido adiposo pardo) que quema energía para generar calor. La grasa blanca es lo que nos da barrigas grandes y traseros prominentes. Hasta hace pocas décadas se pensaba que sólo los bebés tenían grasa parda, pero ahora sabemos que los adultos también la tienen. Todavía es un misterio lo que determina que se desarrolle un tipo de grasa y no el otro.

La relación entre el sistema inmunitario y el sistema endocrino es importante para entender la diabetes. (Ver "El sistema inmunitario y la diabetes", pág. 91.)

CAUSAS Y PREVENCIÓN

Desde la concepción y a lo largo de toda la vida, el sistema endocrino regula todos los procesos que hacen que el cuerpo funcione. Las hormonas que produce tu cuerpo son los mensajeros que se aseguran de que el cerebro, el sistema nervioso y los órganos reproductivos feme-ninos o masculinos se desarrollen de manera sana, que el cuerpo pueda asimilar y aprovechar adecuadamente los alimentos, que crez-cas de manera sistemática, que el nivel de glucosa en la sangre sea saludable y mucho más.

◇ *¿Tengo un problema?*

Quizá. Si es así, debes consultar con un endocrinólogo (un médico que se especializa en el sistema endocrino) y tenerlo entre tus proveedores de servicios de salud.

El sistema inmunitario y la diabetes

◇ *¿Qué pasa?*

La diabetes de tipo 1 es una enfermedad autoinmune. En este tipo de enfermedad, el sistema inmunitario no funcio-na bien y ataca sus propias células. Generalmente no sabemos por qué sucede, pero el resultado final es que el sistema inmunitario ataca células inocentes, como las células del páncreas que produ-cen insulina. Para comprender esto, debes saber cómo funciona el sistema inmunitario.

El sistema inmunitario es tu guardaespaldas personal contra microbios, bacteria, lesiones, virus y todo material ajeno que trata de invadir tu cuerpo. Al nivel más simple, protege todo lo que eres "tú" contra moléculas, microbios y materiales que no son "tú" pero que tratan de ingresar en tu cuerpo.

El sistema inmunitario tiene puestos de control en todo tu cuerpo acondicionados para cerrarles el paso a los invasores o buscarlos y destruirlos. Estos puestos de control incluyen las amígdalas y adenoides, los vasos linfáticos que desembocan en los ganglios linfáticos de la garganta, axilas y la parte interna del muslo, el timo (al centro del tórax), el bazo (al lado izquierdo de la cavidad abdominal, un poco más arriba de donde toca tu codo izquierdo), el apéndice (al lado derecho de la cavidad abdominal, a la altura del punto medio entre la muñeca y el codo), las placas de Peyer (a la izquierda del ombligo) y en la médula ósea de todos los huesos. Recién estamos aprendiendo acerca de estos órganos. Sólo hace poco se encontró evidencia de que el apéndice sirve como estación de reserva donde un ejército de células espera las órdenes del sistema inmunitario para salir a protegerte.

El sistema inmunitario produce varios tipos de células que destruyen, penetran o atacan otras células. Cuando estornudas, produces mucosidad o tienes fiebre de más de 98,6 grados Fahrenheit (37 grados Celsius), el sistema inmunitario está trabajando. Otras estrategias que el sistema inmunitario puede usar para deshacerse de invasores son inflamación, vómitos, diarrea, fatiga y cólicos. En algunos casos, una vez que tu cuerpo ha sido invadido por un microbio, el sistema inmunitario conserva la información de lo que hizo para protegerte. Tu cuerpo retiene esta información para usarla si hay otro ataque en el futuro. En un ataque futuro, tu cuerpo hará uso de las mismas defensas que resultaron eficaces en el pasado. Sin embargo, algunos microbios se pueden adaptar y mutar, y en un ataque posterior, encuentran otra manera de ingresar a tu cuerpo.

Las enfermedades autoinmunes incluyen la artritis reumatoide y el lupus.

Causas y prevención

Ahora que tenemos tecnología para ver las células, estamos aprendiendo cada vez más acerca del sistema inmunitario y los efectos de los genes y otros diferentes factores sobre la célula. Se está estudiando la relación entre el sistema inmunitario y el sistema endocrino.

 ¿Tengo un problema?
Recientemente, los científicos han descubierto que cuando la persona tiene sobrepeso, se activa el sistema inmunitario y hay susceptibilidad a inflamación. Cuando el peso de la persona está por debajo de lo normal, se suprime el sistema inmunitario y esto la hace susceptible a infecciones y enfermedades.

Hipoglucemia

TAMBIÉN CONOCIDA COMO:
bajo nivel de glucosa o azúcar en la sangre

¿Qué pasa?
Esto sucede cuando el nivel de glucosa te baja a menos de 70. Cuando es severa, puedes desmayarte.

Causas y prevención

El nivel de glucosa te puede bajar por muchas razones, entre ellas tomar demasiados medicamentos para bajarte el nivel de glucosa, no comer en el momento correcto o saltarte una comida, aumentar el nivel de actividad física sin reajustar los medicamentos de acuerdo a eso o consumir más alimentos o refrescos, y tomar bebidas alcohólicas. El impacto del alcohol puede demorar uno o dos días, especialmente si tomaste alcohol y no comiste. La hipoglucemia es más común en personas con diabetes de tipo 1.

¿Tengo un problema?

Los síntomas de un bajo nivel de glucosa varían de persona a persona. Puedes sentir temblores, confusión, irritabilidad, hambre o cansancio. Otras personas tienen dolor de cabeza o intensa sudoración. Necesitas familiarizarte con los síntomas e indicios que tu cuerpo presenta cuando te baja la glucosa.

¿Qué hago ahora?

Si no tienes diabetes, debes consultar con tu proveedor de servicios de salud y describirle con detalle cómo te sentiste.

Las personas con diabetes deben controlarse con regularidad. Mídete la glucosa y si está por debajo de 70 necesitas elevarla rápidamente de una de las siguientes maneras:

- $^1/_2$ taza (4 onzas [100ml]) de algún jugo de fruta o bebida azucarada (nada de bebidas bajas en calorías o de dieta)
- 1 taza (8 onzas [200ml]) de leche
- 5 ó 6 caramelos
- 1 cucharada (15ml) de azúcar o miel
- 3 ó 4 tabletas de glucosa
- 1 porción de glucosa en gel —una cantidad equivalente a 15 gramos de carbohidratos.

Después de consumir algo de la lista de arriba, espera quince minutos y vuelve a medirte el nivel de glucosa. Si todavía está muy baja, entonces come otra porción, espera otros quince minutos y vuelve a medirla. Sigue haciendo esto hasta que el nivel de glucosa llegue a 70 ó más.

Perturbadores endocrinos

TAMBIÉN CONOCIDOS COMO:
moduladores endocrinos, hormonas ambientales y compuestos hormonalmente activos

Nadie me dijo nada sobre los perturbadores endocrinos. Sin embargo, también tengo hipotiroidismo leve y me lo están tratando. Fue así que consulté con un endocrinólogo muchos años antes de que me diagnosticaran diabetes. —Laura

Escuché de peces que nacen con órganos masculinos y femeninos o alguna otra anomalía. ¿Crees que lo que sea que esté afectando a los peces nos afecta también? —Liz

¿Qué pasa?

Los perturbadores endocrinos son sustancias que alteran o interfieren con las hormonas en los humanos o animales. Estas sustancias tienen efectos nocivos en el sistema endocrino, el sistema inmunitario, nuestro crecimiento, desarrollo, reproducción y funcionamiento cerebral. Están presentes en la naturaleza (por ejemplo los fitoestrógenos que se encuentran en algunas plantas) o son hechas por el hombre, como productos farmacéuticos, o dioxinas o compuestos similares a las dioxinas, bifenilos policlorados (PCB, por sus siglas en inglés), DDT y otros pesticidas, y sustancias usadas para hacer plástico, como el bisfenol A (BPA, por sus siglas en inglés).

Estas sustancias afectan el funcionamiento del sistema endocrino. Las píldoras anticonceptivas son un ejemplo de perturbadores endocrinos. Fueron concebidas para evitar el embarazo al modificar o cambiar el ciclo hormonal mensual de la mujer.

95

En otros casos, el efecto de disrupción no es intencional y las hormonas no nos funcionan como deben. El mal funcionamiento del sistema endocrino puede tener varias causas. Por ejemplo, un compuesto químico puede:

1. Actuar como una hormona y estimular al cuerpo a que responda de esa manera, como por ejemplo, imitar a la hormona del crecimiento y hacer que aumente la masa muscular del cuerpo.

2. Enviar señales en el momento incorrecto, como producir más insulina cuando no es necesario.

3. Bloquear la llegada de una hormona al tejido donde debe estar, como por ejemplo, evitar que las hormonas del crecimiento lleguen a las células y tejidos para producir un desarrollo normal.

4. Estimular o inhibir el sistema endocrino y provocar la sobreproducción o producción insuficiente de hormonas (por ejemplo, una tiroides que trabaja mucho o que no trabaja lo suficiente).

CAUSAS Y PREVENCIÓN

A veces, lo que aprendemos nos toma mucho tiempo y, en el ínterin, hay mucho sufrimiento. Por ejemplo, de la década de los cuarenta a los setenta, los médicos les daban a las embarazadas con un alto riesgo de aborto una medicina llamada DES (dietilstilbestrol). DES era un estrógeno de laboratorio, y se creía que la medicina no sólo prevenía abortos espontáneos, sino que también ayudaba a los bebés a crecer. Cinco millones de embarazadas tomaron DES. Sólo después de que los hijos de estas mujeres alcanzaron la pubertad se notó algo preocupante. Aparentemente, el DES era más fuerte de lo imaginado jamás. Tenía un impacto negativo en el desarrollo del sistema reproductivo de los hijos de las mujeres que habían tomado DES durante el embarazo. A medida que se obtenía más información, lo que emergió fue un patrón de aumento en los casos de un cáncer vaginal poco común en las hijas y numerosos cambios no cancerosos en los hijos de ambos sexos.

Dado que había transcurrido mucho tiempo entre la exposición y el efecto, y la cantidad de supervisión era esencial, los científicos se demoraron en establecer la conexión entre la exposición a perturbadores endocrinos y los efectos negativos. Por ello, todavía se debate el efecto de estos compuestos químicos que contaminan el ambiente y son altamente nocivos para el sistema endocrino. Si bien tenemos muchos datos sobre el impacto en los animales, faltan muchos estudios en personas. El Instituto Nacional de Ciencias de Salud Ambiental (NIEHS, por sus siglas en inglés) ha desarrollado métodos que se pueden usar en modelos animales para calcular el impacto humano.

Para aprender más y hacer mejor seguimiento del impacto de los perturbadores endocrinos en la población, el Congreso estableció el Programa de Despistaje de Perturbadores Endocrinos (Endocrine Disruptor Screening Program o EDSP, por sus siglas en inglés) dentro de la Agencia de Protección Ambiental (EPA, por sus siglas en inglés). Esta medida es de gran importancia, a pesar de que este programa sólo se centra en el estrógeno, andrógeno y las hormonas tiroideas.

El NIEHS ha apoyado estudios para determinar los efectos de estas sustancias en la salud humana. El enfoque de estos estudios se limitó al impacto en la capacidad de tener hijos (fertilidad) y el aumento en el número de personas que tienen endometriosis o ciertos tipos de cáncer.

La causa ambiental de los daños al sistema endocrino son compuestos muy específicos que cada vez son más prevalentes en nuestras comunidades. Por ejemplo, el PBDE (polibromodifenil éter) está en todas partes. El PBDE es un tipo de retardante de fuego usado en muchos productos para el consumidor, como espuma para tapizar muebles, acolchado de alfombras, ropa y aparatos electrónicos. Hoy en día también están presentes en el salmón, mantequilla, queso y carne molida. Debido a que estos compuestos están en tantos objetos que nos rodean, es muy difícil evitar la exposición a ellos. Según un estudio del NIEHS, 97% de las mujeres que participaron en un estudio tenían un nivel mensurable de PBDE en la sangre.

 ¿Tengo un problema?

Todos tenemos un problema. Vivimos en un caldo cada vez más tóxico, pero nuestro cuerpo puede tolerarlo un poco. Recién estamos empezando a evaluar el impacto de estas sustancias químicas. Tal vez los cambios en nuestro sistema endocrino también se vean como un factor de cierta influencia en el aumento de la incidencia mundial de la diabetes.

 ¿Qué hago ahora?

Lo mejor que puedes hacer es saber a qué compuestos estás expuesto y tratar de reducir los compuestos con los que tú y tu familia entran en contacto. Esto incluye productos de limpieza del hogar, repelentes contra insectos, pintura, sustancias químicas para el jardín y las plantas, etc.

Prediabetes

TAMBIÉN CONOCIDA COMO:
intolerancia a la glucosa en ayunas o IFG, por sus
siglas en inglés, e intolerancia a la glucosa o IGT,
por sus siglas en inglés

¿Qué pasa?

El nivel de glucosa en la sangre es más alto de lo normal, pero no suficientemente alto como para un diagnóstico de diabetes. Esta enfermedad es muy común. En 2007, el gobierno de Estados Unidos calculó que 57 millones de personas tenían prediabetes. Eso significa que tienen un factor de riesgo de desarrollar diabetes de tipo 2 y que les vendría bien implementar El programa de 10 puntos.

CAUSAS Y PREVENCIÓN
Se desconoce la causa.

¿Tengo un problema?

La mayoría de la gente no tiene síntomas. Debes hacerte la prueba para saber si tienes prediabetes. Todas las personas mayores de cuarenta y cinco deben hacerse la prueba de diabetes. Si tienes menos de cuarenta y cinco años, debes hacerte la prueba si tienes sobrepeso y si tienes por lo menos uno o más de los siguientes factores de riesgo:

- No haces mucho ejercicio físico.
- Un padre o hermano tiene diabetes.
- Tienes presión arterial de más de 140/90 ó recibes tratamiento para presión alta.

- Tienes un HDL (el colesterol bueno) de menos de 35 mg/dL.

- Tienes un nivel de triglicéridos de más de 250 mg/dL.

- Has tenido problemas del corazón o de los vasos sanguíneos.

- Diste a luz a un bebé de más de nueve libras.

- Te diagnosticaron diabetes gestacional, glucemia basal alterada (IFG, por sus siglas en inglés) o intolerancia a la glucosa (IGT, por sus siglas en inglés).

- Tienes el síndrome de ovarios poliquísticos (PCOS, por sus siglas en inglés).

- Tienes una erupción aterciopelada oscura alrededor del cuello, axilas, codos, rodillas o nudillos. Esta erupción también se llama acantosis nigricans.

Te diagnostican prediabetes si el resultado de la prueba de glucosa plasmática en ayunas (FPG) es de 100 a 125 mg/dL o si el de la prueba oral de tolerancia a la glucosa es de 140 a 199 mg/dL.

¿Qué hago ahora?

Si te diagnostican prediabetes, hay mucho que puedes hacer para evitar desarrollar diabetes. Seguir El programa de 10 puntos te ayudará a reestructurar tu vida y ser más sano. Los resultados del Programa de Prevención de la Diabetes arrojaron evidencia de que si las personas pierden de 5% a 7% de su peso y hacen más ejercicio (caminan por lo menos treinta minutos cinco días a la semana) pueden evitar desarrollar diabetes. Si tienes prediabetes, debes hacerte análisis de glucosa todos los años.

Pruebas de diagnóstico

Un gran problema es que un tercio de las personas con diabetes no saben que padecen de esta enfermedad. Para determinar si tienes diabetes, te van a hacer una de las pruebas de sangre que se describen a continuación. Si los resultados de la prueba indican que tienes diabetes, te van a volver a hacer las pruebas otro día para confirmar el diagnóstico. Para determinar si tienes diabetes de tipo 1, tu proveedor de servicios de salud también (1) verá si hay cetonas (compuestos que se producen cuando el cuerpo utiliza excesivamente la grasa) en la orina y (2) te hará un análisis de sangre para ver si hay anticuerpos especiales que se encuentran en personas con diabetes de tipo 1. Las siguientes pruebas se usan para diagnosticar la diabetes:

PRUEBA DE GLUCOSA PLASMÁTICA EN AYUNAS (FPG POR SUS SIGLAS EN INGLÉS)
Cuando te hagan esta prueba (ver recuadro 1), te pedirán que no comas nada en las ocho horas previas a tu cita, como mínimo. Esta prueba se usa para detectar la diabetes y prediabetes. Es una prueba fácil, de bajo costo y una de las preferidas. Usualmente te la hacen de mañana.

RECUADRO 1. PRUEBA DE GLUCOSA PLASMÁTICA EN AYUNAS (FPG)

RESULTADO DE LA PRUEBA DE GLUCOSA PLASMÁTICA (MG/DL)	DIAGNÓSTICO
99 ó menos	Normal
100 a 125	Prediabetes (glucemia basal alterada)
126 ó más	Diabetes

PRUEBA ORAL DE TOLERANCIA A LA GLUCOSA (OGTT, POR SUS SIGLAS EN INGLÉS)

Esta prueba se utiliza para diagnosticar la diabetes, prediabetes, y diabetes gestacional (ver recuadro 2). Para esta prueba, debes ayunar por lo menos ocho horas, someterte a un examen de glucosa en ayunas, beber agua con glucosa (75 gramos de glucosa disuelta en agua) y dos horas después, volver a someterte a la prueba de glucosa. Esta prueba es mejor para diagnosticar la prediabetes, pero es más complicada.

RECUADRO 2. PRUEBA ORAL DE TOLERANCIA A LA GLUCOSA (OGTT)

RESULTADO DE GLUCOSA PLASMÁTICA A LAS 2 HORAS (MG/DL)	DIAGNÓSTICO
139 ó menos	Normal
140 a 199	Prediabetes (intolerancia a la glucosa)
200 ó más	Diabetes

Para diagnosticar la diabetes gestacional, le dan a la embarazada un líquido con 100 gramos de glucosa. Su nivel de glucosa se medirá cuatro veces durante la prueba. Si por lo menos en dos resultados está por encima de lo normal, se le diagnostica diabetes gestacional. El recuadro 3 muestra los resultados que se consideran por encima de lo normal en la prueba de OGTT para el diagnóstico de diabetes gestacional.

RECUADRO 3. DIABETES GESTACIONAL: RESULTADOS POR ENCIMA DE LO NORMAL EN LA PRUEBA DE OGTT*

CUÁNDO	RESULTADO DE GLUCOSA PLASMÁTICA (MG/DL)
En ayunas	95 ó más
A la hora	180 ó más
A las 2 horas	155 ó más
A las 3 horas	140 ó más

Nota: Algunos laboratorios usan otros números para esta prueba. Estos números son para una prueba que usa agua con 100 gramos de glucosa.

PRUEBA DE GLUCOSA PLASMÁTICA AL AZAR

También llamada prueba casual de glucosa plasmática, se hace sin tomar en cuenta el tiempo transcurrido desde la última vez que comiste. Esta prueba es la que te hacen en los despistajes gratuitos de salud. Puede diagnosticar la diabetes, pero no prediabetes. Si el nivel de glucosa es de 200 mg/dL ó más y presentas alguno de los diversos síntomas (deseo frecuente de orinar, mayor sensación de sed, inexplicable pérdida de peso, fatiga, visión borrosa, mayor sensación de hambre o heridas que no sanan), tu proveedor de servicios de salud examinará tu nivel de glucosa otro día, usando la prueba FPG u OGTT para confirmar el diagnóstico de diabetes.

PRUEBA DE HEMOGLOBINA GLICOSILADA (A1C, POR SUS SIGLAS EN INGLÉS)

Es una prueba de sangre que examina el nivel de glucosa en la sangre en los últimos dos o tres meses. Esta prueba es una parte clave de sus citas periódicas con tu proveedor de servicios de salud y la supervisión continua que es esencial para el control de la diabetes.

Desde junio de 2009, la Asociación de Diabetes de Estados Unidos, la Asociación Europea para el Estudio de la Diabetes y la Federación Internacional de Diabetes vienen recomendando que también se use esta prueba para propósitos de diagnóstico. El Instituto Nacional de Diabetes y Enfermedades Digestivas y Renales no recomienda el uso de A1C para el diagnóstico de diabetes.

Los resultados de A1C se pueden presentar de varias maneras: como un porcentaje, como un promedio estimado de glucosa (eAG) en mg/dL o mmol/L, o como un valor de mmol hemoglobina A1C/mol de hemoglobina. Para los pacientes, el eAG es lo más fácil de comprender, porque usa la misma medida que el glucómetro que utilizan para los autoexámenes.

La A1C puede darle al proveedor de servicios de salud una idea de lo que fue el promedio de glucosa en la sangre de la mayoría de la gente, en los dos o tres meses anteriores. Los resultados de A1C no son precisos para algunas personas, como las embarazadas y pacientes con una variante hereditaria de hemoglobina (hemoglobinopatías). Esto último es más común en personas de ascendencia africana, mediterránea o del sudeste asiático. La mayoría desconoce que tiene esta variante hereditaria.

Es posible que tu proveedor de servicios de salud te pida que te hagas la prueba de A1C por lo menos dos veces al año. Esta prueba de sangre revela lo que tu memoria tal vez no divulgue con tanta precisión, es decir, que si bien te sientes obligado a decirle a tu proveedor de servicios de salud que has controlado tu diabetes muy bien, la prueba revelará si en efecto lo hiciste. Esta prueba se usa como parte de la supervisión constante que hace tu proveedor de

servicios de salud para saber si controlas bien la diabetes. La precisión de tus apuntes e informes es muy importante.

Si los resultados de tu A1C son muy diferentes de lo que has apun-
tado a diario, el resultado es mayor de 15% o el resultado es considerablemente diferente del de tu última prueba, es posible que tu proveedor de servicios de salud te recomiende pruebas adicionales para
determinar si hay alguna otra razón que explique los resultados.

Para la mayoría, el objetivo es que sus resultados de A1C estén por
debajo del 7% (ver recuadro 4). Mantener un nivel inferior a 7% reduce enormemente el riesgo de ciertas complicaciones de la diabetes,
como la pérdida de la visión, úlceras en los pies, neuropatía y daño a
los riñones. Asegúrate que tu proveedor de servicios de salud te
indique el nivel que te conviene más. Si tus resultados no son ópti-
mos, tu proveedor de servicios de salud formulará contigo un plan
más eficaz.

RECUADRO 4. LO QUE SIGNIFICAN TUS RESULTADOS DE A1C

Mis resultados de A1C	El promedio estimado de glucosa (eAG)
5%	97
6%	126
7%	154
8%	183
9%	212
10%	240
11%	269

PRUEBA PARA CETONAS EN LA SANGRE O LA ORINA

Cuando tu cuerpo no tiene suficiente glucosa, obtiene energía de la grasa y, en ese proceso, produce cetonas. Esto parece algo bueno, pero no lo es. Es dañino tener cetonas en el cuerpo. Si produces demasiadas cetonas, estás en peligro de sufrir cetoacidosis, que sin tratamiento puede causar la muerte. Los síntomas de este problema son por lo menos uno de los siguientes:

- Tienes náuseas.
- Te sientes débil.
- Empiezas a respirar rápidamente o tienes dificultad para respirar.
- Tienes el aliento dulce.

También puedes examinar en casa tu nivel de cetonas. Pregúntale a tu proveedor de servicios de salud si debes hacerlo.

Resistencia a la insulina

¿Qué pasa?
Tu cuerpo produce insulina pero no la puede producir apropiadamente. El páncreas produce insulina y es esencial para que el cuerpo pueda utilizar la glucosa como fuente de energía. La glucosa es una forma de azúcar y es la principal fuente de energía del cuerpo.

Comes para proporcionarle a tu cuerpo la nutrición necesaria para funcionar. La función de tu sistema digestivo es transformar los alimentos que ingieres en los nutrientes que requiere tu cuerpo, en la forma que tus células pueden aprovechar. Una parte de la comida que ingieres se procesa y se convierte en glucosa que luego ingresa en el torrente sanguíneo. Esto se llama glucosa sanguínea o azúcar en la sangre.

Cuando comes, el nivel de glucosa en la sangre aumenta. Entonces el páncreas produce más insulina para que las células puedan absorber y aprovechar la glucosa. Cuando tienes resistencia a la insulina, las células de los músculos, del hígado y las células de grasa tienen problemas para absorber la glucosa, y el cuerpo responde produciendo más y más insulina. Con el tiempo, el páncreas ya no puede cubrir la demanda de insulina, y la glucosa se acumula en el torrente sanguíneo. El resultado es que hay un alto nivel de insulina y glucosa en la sangre.

CAUSAS Y PREVENCIÓN

Se desconoce la causa específica de la resistencia a la insulina. Se sabe que varios factores aumentan específicamente las probabilidades de resistencia a la insulina. No es posible cambiar algunos de éstos (como genes que aumentan las probabilidades de desarrollar resistencia a la insulina), pero los otros los podemos manejar si implementamos El programa de 10 puntos (bajar de peso y hacer más actividad física, por ejemplo).

 ¿Tengo un problema?
La única manera de saberlo con certeza es que te hagas los exámenes.

Síndrome metabólico

TAMBIÉN CONOCIDA COMO:
síndrome de resistencia a la insulina o síndrome X

¿Qué pasa?
El síndrome metabólico es el nombre que se le da a un grupo de factores de riesgo que aumentan las probabilidades de enfermedades cardíacas, derrame cerebral y diabetes de tipo 2.

CAUSAS Y PREVENCIÓN
Se desconoce la causa. Aproximadamente 27% de la población de Estados Unidos tiene el síndrome metabólico.

¿Tengo un problema?
Lee los factores de riesgo a continuación y marca los que tienes.

- ☐ Tienes una barriga voluminosa. Para los hombres esto significa un contorno de cintura mayor de 40 pulgadas (102cm) y para las mujeres un contorno de cintura mayor de 35 pulgadas (89cm).

- ☐ Tienes los triglicéridos muy altos. El nivel de triglicéridos es mayor de 150 miligramos por decilitro (mg/dL) o estás tomando medicamentos porque tienes un nivel elevado de triglicéridos.

- ☐ Tienes bajo el HDL o nivel de colesterol "bueno". Es bajo, para los hombres, un nivel menor de 40 mg/dL y, para las mujeres, un nivel menor de 50 mg/dL. También es un factor de riesgo si tomas medicinas porque tienes un nivel bajo de HDL.

☐ Tienes alta la presión arterial o estás tomando medicamentos para bajarte la presión. Presión alta es cuando tienes 130/85 ó más.

☐ Tienes un nivel de glucosa en ayunas de 100 mg/dL o más, o estás tomando medicamentos para controlarlo

Si marcaste por lo menos tres de los factores de riesgo enumerados arriba, es probable que tengas el síndrome metabólico. Debes conversar acerca de tus respuestas con tu proveedor de servicios de salud.

¿Qué hago ahora?

Para postergar el inicio de diabetes, enfermedades cardíacas u otros problemas, sería bueno que bajes 10% de tu peso corporal y empieces un programa de actividad física. Debes hacer actividad física de intensidad moderada por lo menos treinta minutos a la vez. La meta es hacerla todos los días. Debes considerar seriamente iniciar El programa de 10 puntos. Este plan te alentará a tomar tus medicamentos y tomar el control de tu cuerpo.

Tercera parte

RECURSOS Y HERRAMIENTAS PARA AYUDARTE A TOMAR EL CONTROL DE TU SALUD

Si tienes cualquier pregunta sobre la diabetes y cualquier otra pregunta de salud, llama a la Línea Nacional de Salud para la Familia Hispana (National Hispanic Family Health Help Line) al 866-783-2645 ó 866-Su-Familia. Asesores de promoción de la salud están a tu disposición para responder a tus preguntas y para ayudarte a encontrar servicios locales. Puedes llamar de lunes a viernes de 9 a.m. a 6 p.m. ET.

MI GUÍA MÉDICA PERSONAL: DATOS QUE RECIBÍ DE MI PROVEEDOR DE SERVICIOS DE SALUD

Mi tipo de sangre:_____Alergias:_____

FECHA	PRESIÓN ARTERIAL	PESO	HDL	LDL	COLESTEROL TOTAL	TRIGLICÉRIDOS	AIC	PROCEDIMIENTOS
	/							
	/							
	/							
	/							
	/							
	/							
	/							
	/							
	/							
	/							
	/							
	/							
	/							
	/							
	/							
	/							

Mi guía médica personal: Día a día

NIVEL OBJETIVO: _____ **NOTAS ESPECIALES:** _____

FECHA	DESAYUNO	MEDIA MAÑANA	ALMUERZO	MEDIA TARDE	CENA	BOCADILLO DE NOCHE	ACTIVIDAD FÍSICA
/ /							
NOTAS							
/ /							
NOTAS							
/ /							
NOTAS							
/ /							
NOTAS							
/ /							
NOTAS							
/ /							
NOTAS							
/ /							
NOTAS							
/ /							
NOTAS							
/ /							
NOTAS							
/ /							
NOTAS							
/ /							
NOTAS							
/ /							
NOTAS							
/ /							
NOTAS							
/ /							
NOTAS							

CITAS CON MI PROVEEDOR DE SERVICIOS DE SALUD Y EQUIPO DE APOYO

FECHA:_____ MOTIVO POR EL QUE FUI:_____

LA PERSONA QUE ME VIO:_____

¿PRUEBAS ESPECIALES?_____

¿DIAGNÓSTICO?_____
_____

¿DEBO CONSULTAR CON OTRO PROFESIONAL?_____
_____

MEDICAMENTOS RECETADOS:_____
_____

¿QUÉ MÁS HIZO O DIJO EL PROVEEDOR?_____
_____
_____
_____

FECHA:_____ MOTIVO POR EL QUE FUI:_____

LA PERSONA QUE ME VIO:_____

¿PRUEBAS ESPECIALES?_____

¿DIAGNÓSTICO?_____
_____

¿DEBO CONSULTAR CON OTRO PROFESIONAL?_____
_____

MEDICAMENTOS RECETADOS:_____
_____

¿QUÉ MÁS HIZO O DIJO EL PROVEEDOR?_____
_____
_____
_____

MIS MEDICAMENTOS, VITAMINAS, SUPLEMENTOS, INFUSIONES Y OTRAS COSAS QUE TOMO

NOMBRE: _____ COSTO: _____

PROPÓSITO: _____

_____

TAMAÑO/CANTIDAD _____ COLOR: _____ FORMA: _____

FECHA DE LA RECETA: _____ POR: _____

CUÁNTO TOMO: _____ CUÁNDO: _____

DEBO EVITAR: _____

_____

EFECTOS SECUNDARIOS/OTROS COMENTARIOS: _____

_____

_____

_____

NOMBRE: _____ COSTO: _____

PROPÓSITO: _____

_____

TAMAÑO/CANTIDAD _____ COLOR: _____ FORMA: _____

FECHA DE LA RECETA: _____ POR: _____

CUÁNTO TOMO: _____ CUÁNDO: _____

DEBO EVITAR: _____

_____

EFECTOS SECUNDARIOS/OTROS COMENTARIOS: _____

_____

_____

_____

Asuntos a tratar con tu proveedor de servicios de salud

Preguntas que debes hacer sobre el diagnóstico

1. ¿Puede repetir eso, por favor?

2. ¿Qué tipo de diabetes tengo?

3. ¿De qué manera cambia eso lo que debo hacer?

4. ¿Tendré que inyectarme yo mismo?

5. ¿Hay alguien que me puede ayudar a planear lo que como?

6. ¿Esto significa que nunca puedo tomar helados o comer postre?

7. ¿Podré hacer la misma cantidad de ejercicio?

8. En el trabajo debo hacer mucha actividad física. ¿Debo hacer algo en especial?

9. ¿Qué más puedo esperar?

10. ¿Tiene información en DVD que pueda yo ver en casa?

11. ¿Tiene algo más que me pueda llevar a casa para leer sobre esto?

12. ¿Con qué frecuencia debo venir a verlo?

13. ¿Cómo debo medir mi nivel de glucosa?

14. ¿Con qué frecuencia debo medir mi nivel de glucosa?

15. ¿A quién puedo llamar si pienso que tengo un problema?

16. ¿Esto tendrá un impacto en mi capacidad de tener relaciones sexuales?

PREGUNTAS SOBRE LA PRUEBA DE DIAGNÓSTICO

1. *¿Puede repetir el nombre de la prueba, por favor?*
2. *¿Qué mostrará la prueba?*
3. *¿Dónde me hago la prueba?*
4. *¿Hay riesgos relacionados con ella?*
5. *¿Qué preparativos especiales son necesarios antes de hacerme la prueba?*
6. *¿Hay algo más que debo saber?*
7. *¿Quién me dará los resultados?*
8. *¿Cuándo me notificarán los resultados?*
9. *¿Con qué frecuencia debo hacerme esta prueba?*

PREGUNTAS SOBRE EL CONTROL CONTINUO DE LA DIABETES

1. *¿Cómo estoy?*
2. *¿Con qué frecuencia debo hacerme un examen de la vista?*
3. *¿Con qué frecuencia debo ir al podiatra?*
4. *¿Me puedo seguir pintando las uñas de los pies?*
5. *¿Qué debo hacer cuando viajo?*
6. *¿Algún día podré tomar menos medicamentos?*
7. *¿Cómo sé si mi nivel de glucosa está demasiado alto?*
8. *¿Cómo sé si mi nivel de glucosa está demasiado bajo?*

PREGUNTAS SOBRE TUS MEDICAMENTOS

1. ¿Tengo que tomar estos medicamentos?

2. También estoy _____
   tomando   _____
   (enumere los _____
   medicamentos_____
   que está   _____
   tomando)   _____
                _____
                _____
                _____
                _____
                _____

3. ¿Debo continuar tomando estos medicamentos?

4. ¿Se han reportado interacciones entre los medicamentos que estoy tomando y el (los) que me está recetando?

5. ¿Ha habido problemas con este tipo de medicamento?

6. ¿Durante cuánto tiempo debo tomar este medicamento?

7. ¿Cómo tomo este medicamento? ¿Con comida? ¿Con el estómago vacío? ¿Con mucha agua?

8. Además del medicamento, ¿qué más recomienda?

9. ¿Hay alternativas naturales que pueda tomar?

10. ¿Hay alternativas naturales que debo evitar?

Recursos con información sobre la diabetes

American Diabetes Association
www.diabetes.org
Esta entidad sin fines de lucro es la principal organización que ofrece información sobre la diabetes a los consumidores y proveedores de servicios de salud.

The Centers for Disease Control and Prevention
www.cdc.gov/diabetes
Esta agencia del gobierno, parte del Departamento de Salud y Servicios Humanos de Estados Unidos (U.S. Department of Health and Human Services o DHHS, por sus siglas en inglés), proporciona información sobre maneras de prevenir la diabetes.

Centers for Medicaid and Medicare
www.medicare.gov
Esta agencia del gobierno, parte del U.S. Department of Health and Human Services (DHHS), está a cargo del programa de Medicaid, Medicare y un programa especial para personas en las últimas etapas de las enfermedades renales.

NATIONAL ALLIANCE FOR HISPANIC HEALTH
www.hispanichealth.org
Esta entidad sin fines de lucro proporciona información en inglés y
español para los consumidores y proveedores de servicios de salud
sobre una variedad de temas de salud.

NATIONAL DIABETES EDUCATION PROGRAM
www.ndep.nih.gov
Éste es un esfuerzo conjunto del National Institutes of Health, el
Centers for Disease Control and Prevention y más de 200 organizaciones públicas y privadas.

NATIONAL INSTITUTE OF DIABETES AND DIGESTIVE AND KIDNEY DISEASES
www.niddk.nih.gob
Esta agencia del gobierno, que es parte del U.S. Department of Health
and Human Services (DHHS), es parte del National Institutes of
Health. NIDDK proporciona información sobre los más recientes estudios de diabetes y material informativo para el consumidor.

∽ Agradecimientos

Muchas personas hacen posible la serie Buena Salud™. Todo el equipo en Newmarket Press, especialmente Esther Margolies, Heidi Sachner, Keith Hollaman y Harry Burton, me han alentado mucho. El directorio, personal y miembros de la Alianza Nacional para la Salud de los Hispanos (National Alliance for Hispanic Health) y la Fundación de Salud de las Américas (Health Foundation for the Americas) también le dieron alas a la creación de esta serie. Para esta edición, Thomas Sacks, M.D., internista de mucho talento, realizó un meticuloso y extenso análisis; Carolina Reyes, M.D., obstetra y ginecóloga, aportó su perspectiva; y Lucy Correa, M.D., repasó toda la edición en español. La traducción cobró vida gracias a los conocimientos, experiencia y dedicación de Susana Bellido Cummings y Rosamaría Graziani.

El apoyo personal que necesito para escribir proviene de mis hermanos de alma, como también amigos excepcionales, entre ellos Kevin Adams, Carolyn Curiel, el Monseñor Duffy, Adolph P. Falcón, Polly Gault, Paula Gómez, Ileana Herrell, Thomas Pheasant, Sheila Raviv, Carolina Reyes, Esther Sciammarella, Cynthia A. Telles y Elizabeth Valdez. Mis recuerdos y experiencias con mi extraordinaria madre Lucy Delgado, mi prima Deborah Helvarg y mi amiga Henrietta Villaescusa también son parte de este libro.

Más que nada, quiero darle las gracias a mi esposo Mark y mi hija Elizabeth por la inspiración y afecto que me ofrecen diariamente. Su amor le da un marco a mi vida y es el sustento emocional de todo lo que hago.

ÍNDICE

Acerca de la autora

JANE L. DELGADO, Ph.D., M.S., autora de *La guía de salud: Consejos y respuestas para la mujer latina,* es presidenta y directora ejecutiva de la Alianza Nacional para la Salud de los Hispanos ("la Alianza" o National Alliance for Hispanic Health) la principal organización de proveedores de salud y servicios humanos a hispanos del país. *Ladies' Home Journal* le rindió homenaje como una de las "Damas que adoramos" ("Ladies We Love") en 2010, y WebMD la nombró entre sus cuatro héroes de salud de 2008 por su dedicación y tenacidad en la promoción de la salud. Entre muchos otros premios recibidos, en 2007 *People en Español* la seleccionó como una de las 100 personas de mayor influencia en el hemisferio.

La Dra. Delgado ejerce como psicóloga clínica y se incorporó a la Alianza en 1985 tras trabajar en la oficina directiva de la secretaria del Departamento de Salud y Servicios Humanos (U.S. Department of Health and Human Services o DHHS, por sus siglas en inglés), donde fue clave en el desarrollo de un histórico informe del grupo de trabajo de la secretaria sobre la salud de personas de raza negra y otros grupos minoritarios, titulado "Report of the Secretary's Task Force on Black and Minority Health".

En la Alianza, la Dra. Delgado supervisa el personal a nivel nacional como también las operaciones que abarcan todo el terreno de Estados Unidos, Puerto Rico y el Distrito de Columbia. También es miembro del directorio de la Fundación Kresge, el Instituto Lovelace de Investigación sobre la Respiración, la Fundación de Fútbol de Estados Unidos, la Fundación de Salud del Norte de Virginia y la Fundación de Salud de las Américas, y es parte de los consejos asesores nacionales de la Sociedad Paul G. Rogers para la Investigación Mundial sobre la Salud y de la Junta Nacional del Grupo de Trabajo sobre la Salud Mental de la Sra. Rosalyn Carter.

La Dra. Delgado recibió una maestría en psicología de la Universidad de Nueva York en 1975. En 1981 recibió un doctorado en psicología clínica de SUNY Stony Brook y una maestría en ciencias urbanas y políticas de la Facultad W. Averell Harriman de Ciencias Urbanas y Políticas. Vive en Washington, D.C., con su esposo Mark e hija Elizabeth.

La Alianza Nacional para la Salud de los Hispanos (National Alliance for Hispanic Health), fundada en 1973, es la principal fuente de información de salud basada en conocimientos científicos y defensora fidedigna del bienestar de los hispanos. La Alianza representa a agencias comunitarias locales que prestan servicios a más de 15 millones de personas al año y a organizaciones nacionales que atienden a más de 100 millones de personas, con lo que tiene un impacto diario en la vida de las comunidades y familias hispanas. **La Fundación de Salud de las Américas (The Health Foundation for the Americas o HFA, por sus siglas en inglés)** apoya la labor y misión de la Alianza Nacional para la Salud de los Hispanos, y procura el apoyo de personas, empresas, agencias, fundaciones y auspiciadores para sus programas dedicados a mejorar la calidad de la atención de salud de todos, lo cual incluye proporcionar información bilingüe, oportuna y fidedigna sobre la salud. Cada año, con el objetivo de mejorar la salud de todos, la HFA apoya programas que contribuyen a asegurar que respiren aire puro, tengan agua potable, coman alimentos sanos y jueguen en lugares seguros. La HFA y la Alianza ayudan a quienes carecen de atención de salud a obtener acceso a servicios gratuitos y de bajo costo en su localidad y mejorar la calidad de la atención médica. Los programas ponen la nueva tecnología médica al servicio de las comunidades, otorgan becas que ascienden a millones de dólares a estudiantes de carreras médicas y científicas, y realizan investigaciones y campañas que están transformando la salud.

El libro de la Dra. Delgado, *La guía de salud: Consejos y respuestas para la mujer latina,* ha sido publicado simultáneamente en inglés y español por Newmarket Press. La autora está donando los derechos de autor de la edición en español de sus libros a The Health Foundation for the Americas (HFA). Usted puede ser parte de esta extraordinaria misión de salud y bienestar. Para averiguar más sobre la Alianza o la HFA, visite www.hispanichealth.org o www.healthyamericas.org.